命の教科書

東大クイズ王医師×
聖路加《せいるか》救急医療チームが伝える！
『もしも』のときの基礎知識

亀谷《かめがい》航平《こうへい》
感染症内科医・在宅医
×
白﨑《しらさき》加純《かすみ》
救急集中治療医

集英社

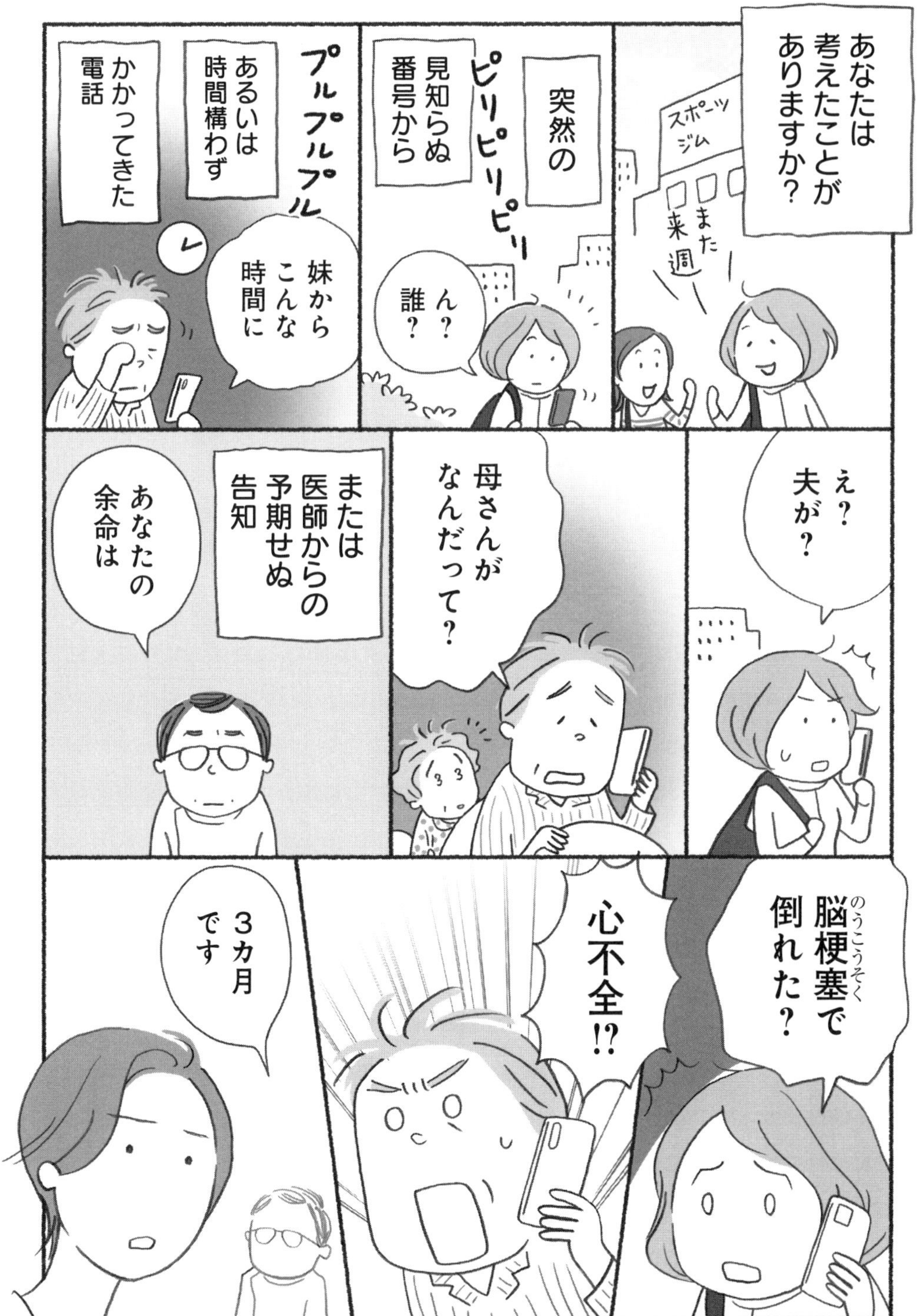

あなたは考えたことがありますか？
スポーツジム
また来週
突然の
ピリピリピリ
見知らぬ番号から
ん？誰？
プルプルプル
あるいは時間構わず
かかってきた電話
妹からこんな時間に
え？夫が？
母さんがなんだって？
または医師からの予期せぬ告知
あなたの余命は
脳梗塞《のうこうそく》で倒れた？
心不全!?
3カ月です

病院へ！

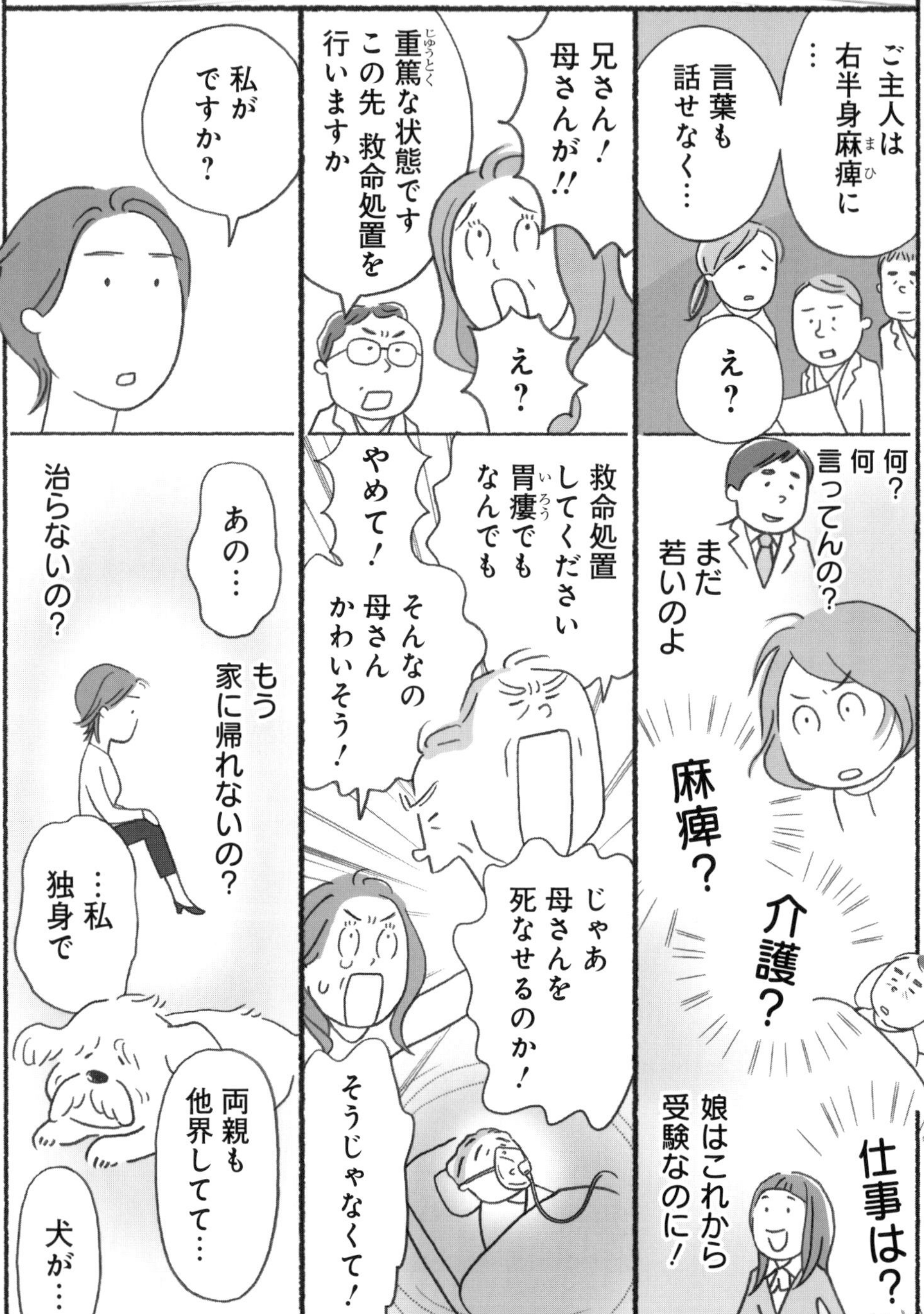
ご主人は右半身麻痺《まひ》に…
言葉も話せなく…
え？
兄さん！母さんが!!
重篤《じゅうとく》な状態です この先 救命処置を行いますか
え？
私がですか？
何？
何言ってんの？
まだ若いのよ
麻痺？
介護？
仕事は？
娘はこれから受験なのに！
救命処置してください 胃瘻《いろう》でもなんでも
やめて！
そんなの母さんかわいそう！
じゃあ母さんを死なせるのか！
そうじゃなくて！
治らないの？
あの…
もう家に帰れないの？
…私独身で
両親も他界してて…
犬が…

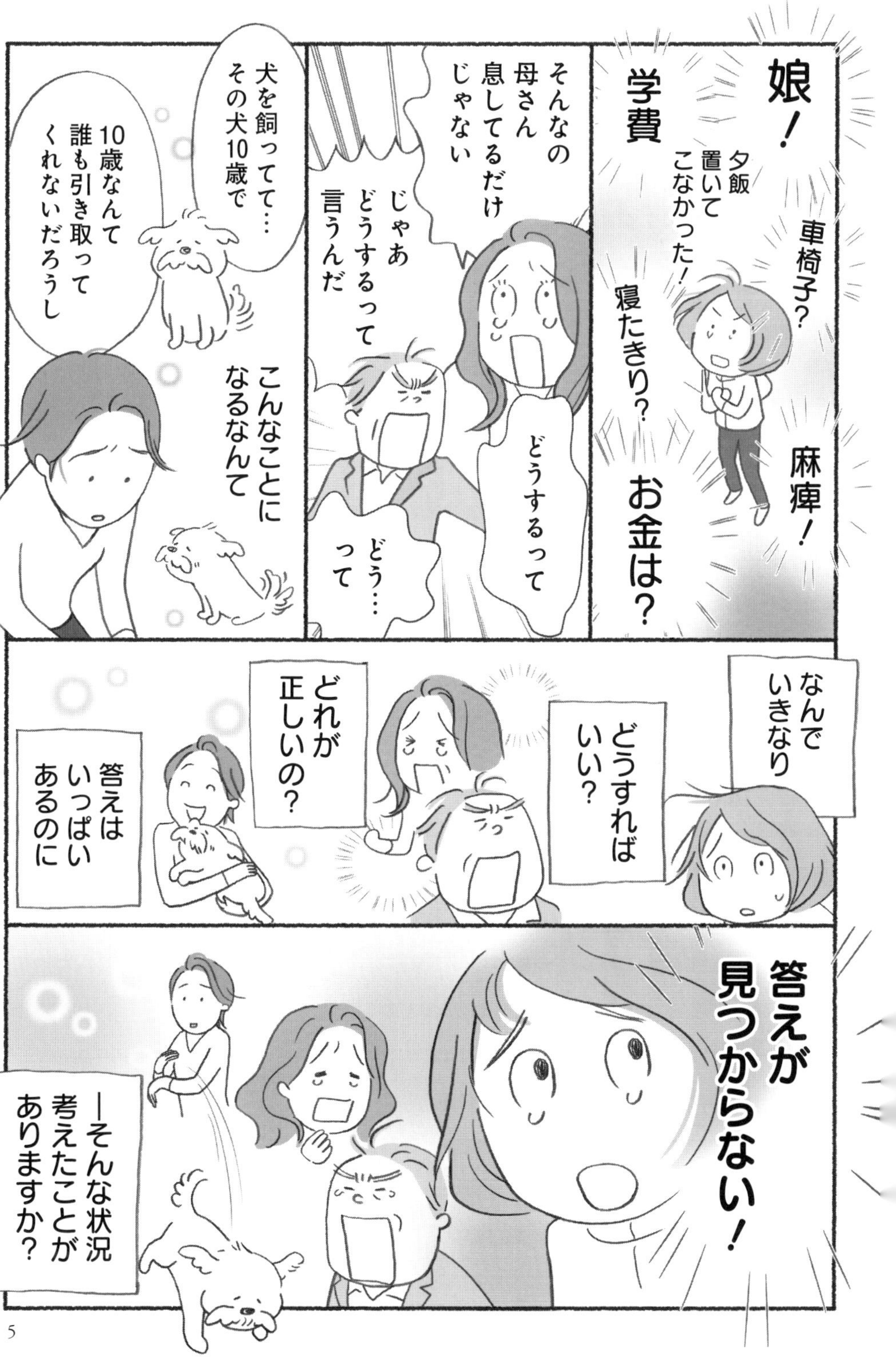
娘！
学費
夕飯置いてこなかった！
車椅子？
寝たきり？
麻痺！
お金は？
そんなの母さん息してるだけじゃない
じゃあどうするって言うんだ
どうするって
どう…って
犬を飼ってて…その犬10歳で
10歳なんて誰も引き取ってくれないだろうし
こんなことになるなんて
なんでいきなり
どうすればいい？
どれが正しいの？
答えはいっぱいあるのに
答えが見つからない！
―そんな状況考えたことがありますか？

はじめに

はじめまして。

私たちは東京都内の救命救急センターに勤務する医療従事者です。

医療従事者と聞くと、医療ドラマに登場するカッコいい救急医を想像するかもしれません。それとも、病棟で患者に微笑む白衣の天使？　薬剤師？　栄養士？　あるいは、ソーシャルワーカーでしょうか。

もちろん、どれも正解です。医療現場にはさまざまな種類の人間が働いており、誰ひとり欠けても現場は成り立ちません。

そんな私たちから、あなたにひとつお聞きしたいことがあります。お茶でも飲みながら、でも少しだけ真剣に想像してみてください。

あなたはいつものように、会社の昼休みに友人とランチをとっています。

そのとき突然、スマホの呼び出し音が鳴りました。

「もしもし、Ａ（あなた）さんの携帯電話でしょうか。こちら○○病院の医師Ｂです。先ほどあなたのお母様が、お買い物中に倒れて、当院へ救急搬送されました。状態が悪く、一刻を争う処置が必要です。今すぐ、こちらの病院へ来ていただけますか」

電話でやりとりしてみると、どうやらこの話は嘘でも詐欺でもなく、あなたの母親は実際に倒れて救急車で運ばれ、今、病院で手当てを受けている、まさにそんな緊急事態の真っただ中だったのです。

あなたは動転して、食べかけのお弁当もそっちのけで走り出しました。

頭の中には、いったいどんなことが駆け巡っていますか？

もちろん、自分や家族が重い病気にかかるなんて、想像したくありません。しかし、誰しも、いつなんどきも、病気や事故で命が脅かされる可能性があるのです。あなたも薄々気づいているはず。でも、そんなことを思うだけでぞっとするし、そもそも何から考えればいいのかさえわからない。だんだん面倒になって、もしものときは、そのときになったら考えればいい……と、考えることを傍らに追いやったままになっていませんか？

母親が倒れたと聞いたあなたが病院へ駆けつけると、そこで初めて会ったばかりの医療従事者に囲まれて、いきなりこんなことを言われました。

「とても危険な状態です！」

「キュウメイショチを希望されますか？」

キュウメイショチって、救命処置？　心臓マッサージのこと？　それとも、電気ショックみたいなやつ？

目の前で起こっていることに動揺しながらも、あなたはさらに考えてしまうかもしれません。これからの治療はどうなるのか、お金はどのくらいかかるのか、だれが面倒を見続けるのか、などなど……。

「そのとき」は、なんの予告もなく、しかし「突然」訪れます。あなたやご家族は、ある日、唐突に、待ったなしの判断を迫られることになります。

私たちは、そんな切羽詰まった決断にぶつかった人たちを数え切れないほど見てきました。

そして、生涯忘れられないほどの悔しい思いを噛みしめたこともあります。

もし、患者さん（そして医療者）にもう少し知識があったら……。もし、ご家族で少しでも話し合う機会を持てていたら……。

そんな経験の数々が、本書の執筆を後押ししてくれました。

救急センターは、「社会の窓」と言われています。救急センターでの日常を見つめると、今、社会で何が起こっているのか、何が問題なのかが、透かし絵のように浮かび上がってくるのです。

突然の脳卒中※で働けなくなり、退職に追い込まれた男性とその家族。光熱費の高騰でクーラーの電気代が払えず熱中症になった独居高齢者。ペット以外に心を許せる存在がいない中、急病で重い後遺症が残った独身女性。現代社会では、家族の在り方をはじめ、人間関係が極めて多様化し、これまでの「普通」という言葉の意味は薄れてきています。

答えのない問題を解決するには、ひとつひとつの事例にじっくりと向き

※脳卒中：脳梗塞、脳出血などをまとめて脳卒中といいます。

合い、絡まった糸をほどくように、根気強く方策を探していくほかありません。人工知能全盛期の現代にあっても、クイズとは違い、「正しい答え」「ひとつだけの答え」は存在しません。それは、話し合いの中で解決していくしかないのです。ただ、その際に「事実に基づいた正しい情報」を知っていることが非常に重要です。

この本では、「命の瀬戸際で何が行われ、何をどうすればいいのか」を学べるように、ケーススタディでご紹介し、日々、患者さんやご家族と一緒に考え、悩み、決断している私たちが、「これだけは知っておいてほしい」と思う情報をわかりやすくお伝えします。

命の現場に立ち会う瞬間は突然やってきます。そのとき決断をするための知識を、私たちと一緒に学んでいきましょう。

自分の、そして大切な人の健康や命を守るために。また、悔いなく生きるために。

あなたとあなたの大切な人たちの未来に、少しでも不安や恐怖がなくなりますように。

亀谷航平（感染症内科医・在宅医）

白崎加純（救急集中治療医）

命の教科書

東大クイズ王医師×
聖路加救急医療チームが伝える！
『もしも』のときの基礎知識

目次

CASE 1

CASE 2

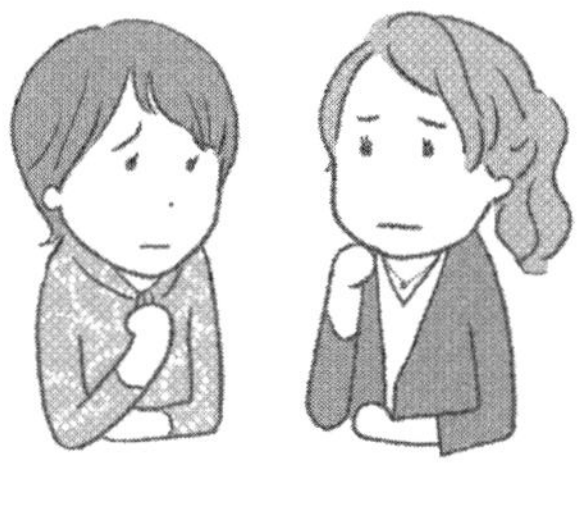

CASE 4

CASE 5

CASE 6

イラスト／漫画　上田惣子

CASE 1

一家の大黒柱が突然倒れた！
私たちの生活、
これからどうなる⁉

［症例］右半身麻痺で搬送となった46歳男性。妻と子ども二人（中学生、小学生）の四人暮らし。妻は専業主婦。住宅ローンあり。左半球（左側）広範囲に及ぶ脳梗塞の診断で、数日集中治療室で治療を受けたが、最終的に右半身麻痺、重度の失語症が残った。リハビリ転院を経て自宅に戻るも仕事には復帰できず。家族の今後の生活、そして長期的な介護の行方は？

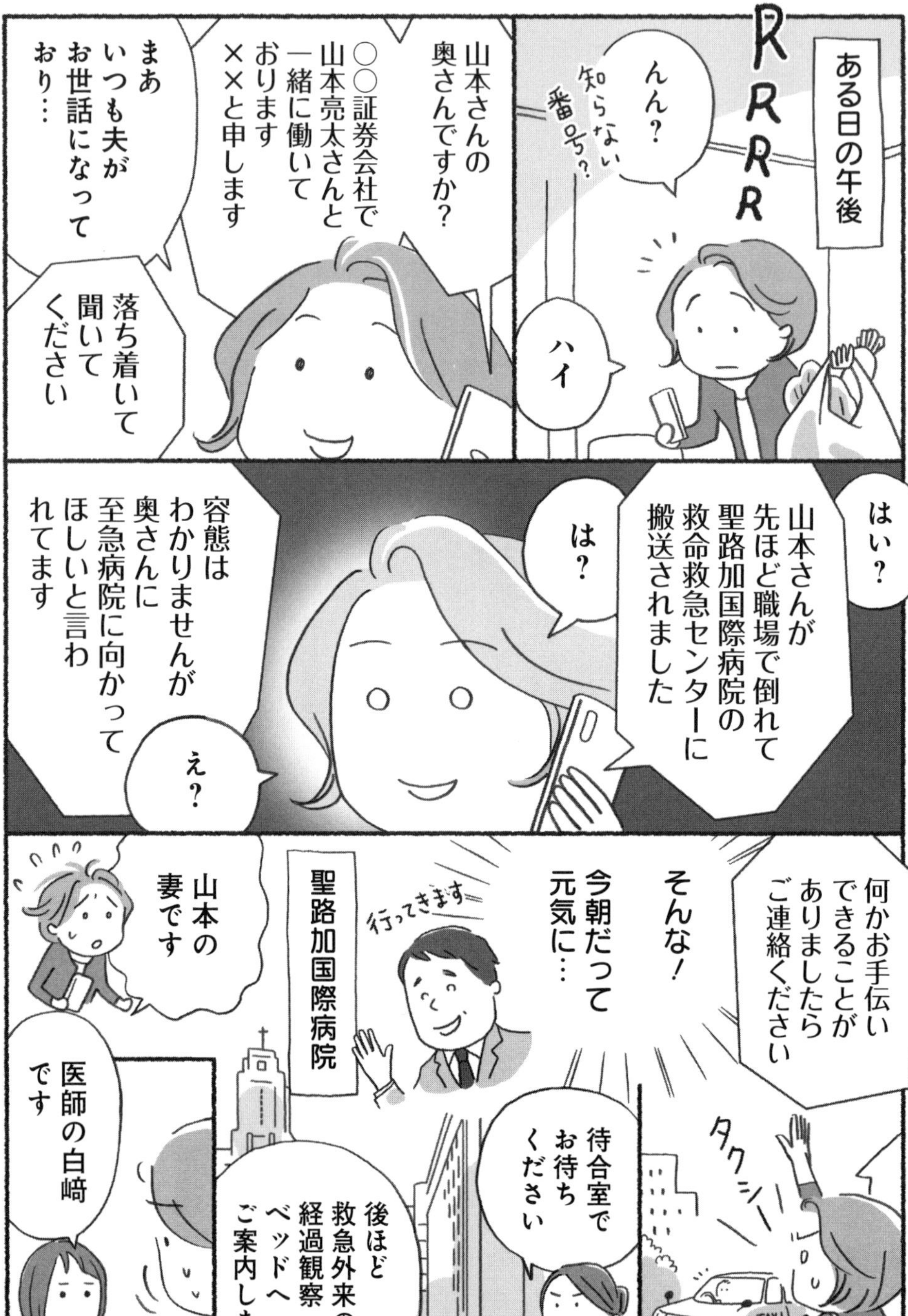

ある日の午後
RRRR
んん？
知らない番号？
ハイ
山本さんの奥さんですか？
○○証券会社で山本亮太さんと一緒に働いております××と申します
まあいつも夫がお世話になっており…
落ち着いて聞いてください
はい？
山本さんが先ほど職場で倒れて聖路加国際病院の救命救急センターに搬送されました
は？
容態はわかりませんが奥さんに至急病院に向かってほしいと言われてます
え？
何かお手伝いできることがありましたらご連絡ください
そんな！
今朝だって元気に…
タクシー
TAXI
行ってきます
聖路加国際病院
待合室でお待ちください
後ほど救急外来の経過観察ベッドへご案内します
山本の妻です
医師の白崎です

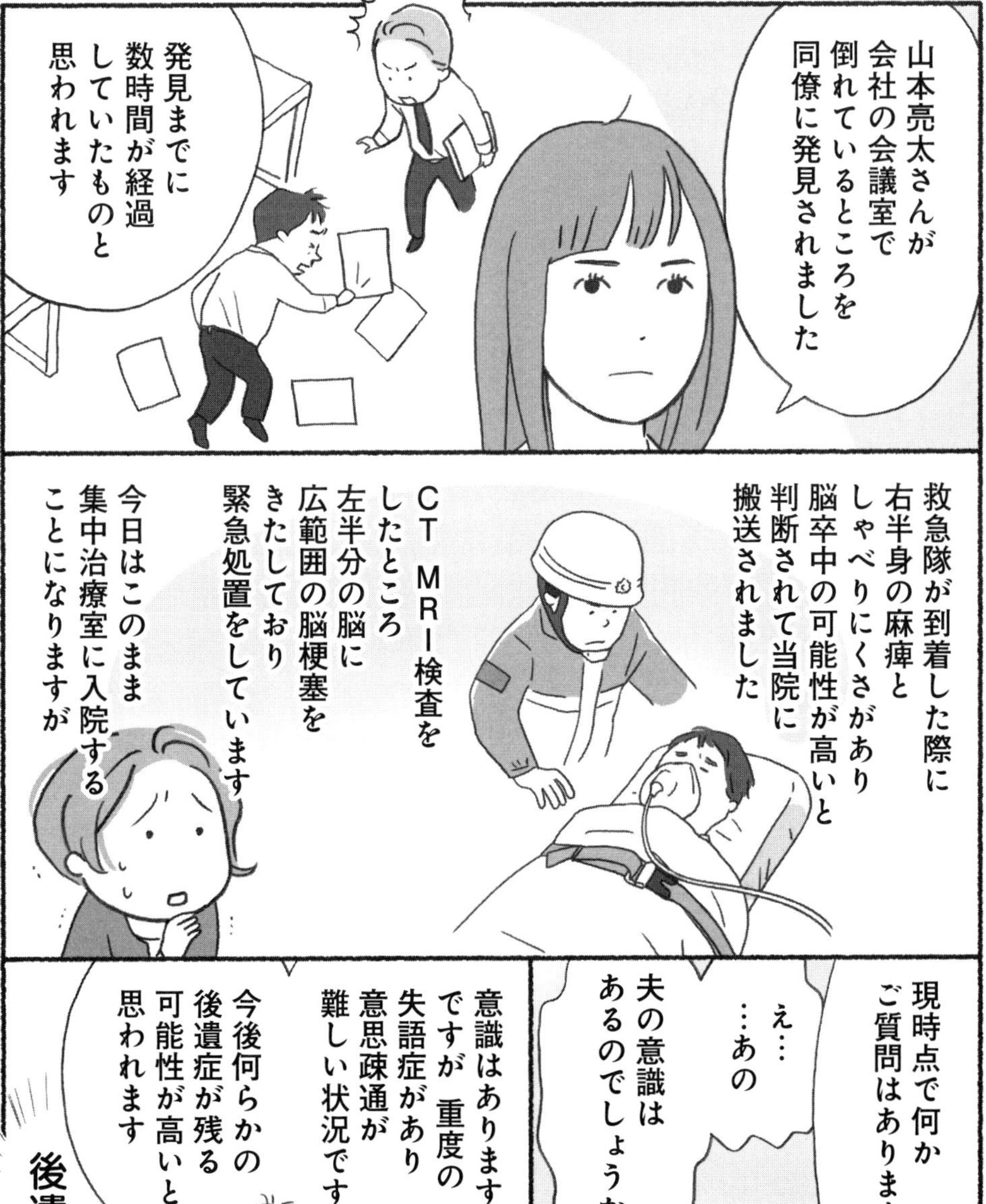
山本亮太さんが会社の会議室で倒れているところを同僚に発見されました
発見までに数時間が経過していたものと思われます
救急隊が到着した際に右半身の麻痺としゃべりにくさがあり脳卒中の可能性が高いと判断されて当院に搬送されました
CT MRI検査をしたところ左半分の脳に広範囲の脳梗塞をきたしており緊急処置をしています
今日はこのまま集中治療室に入院することになりますが
現時点で何かご質問はありますか？
え…
…あの
夫の意識はあるのでしょうか？
意識はありますですが 重度の失語症があり意思疎通が難しい状況です
今後何らかの後遺症が残る可能性が高いと思われます
後遺症

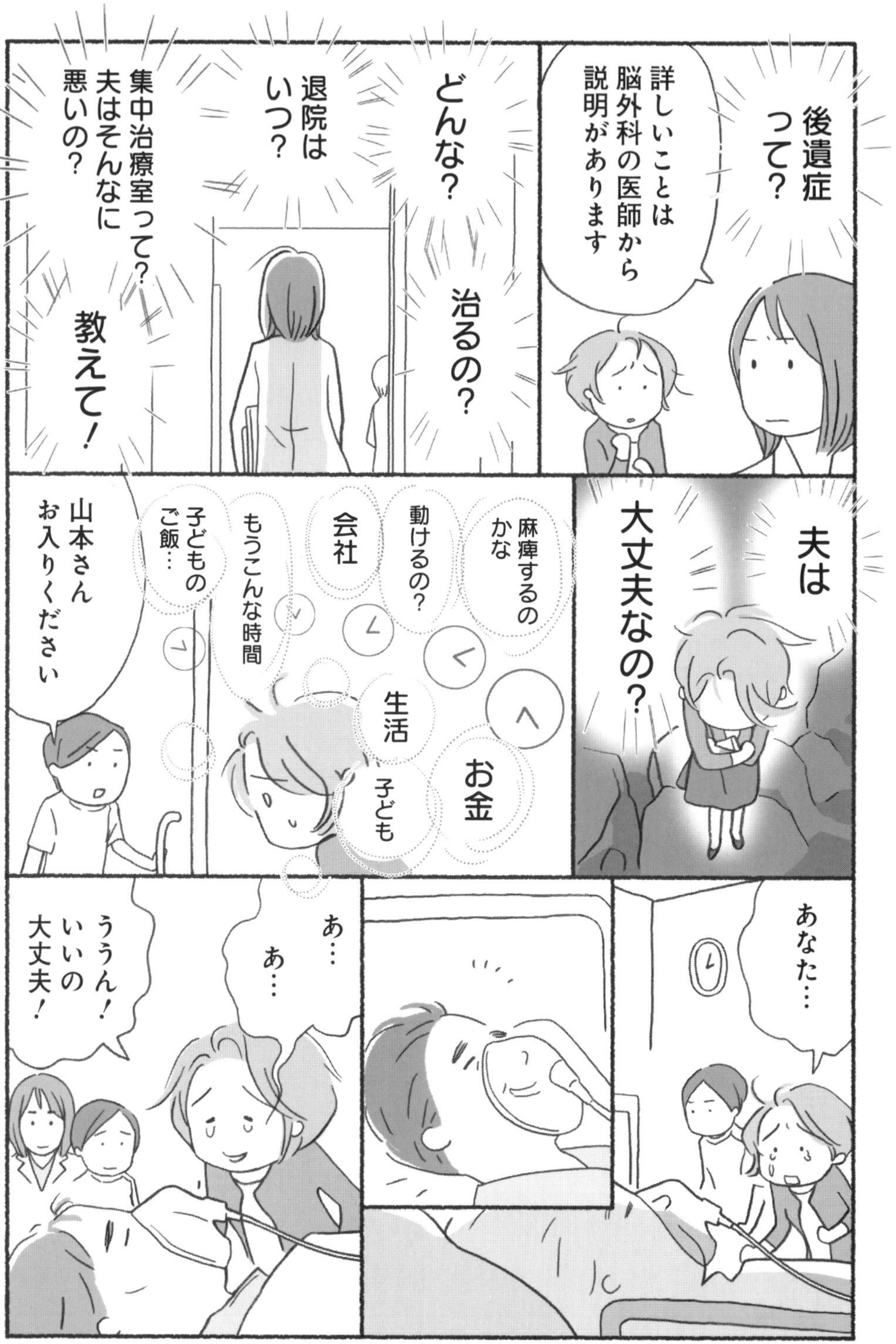
後遺症って？
詳しいことは脳外科の医師から説明があります
どんな？
治るの？
退院はいつ？
集中治療室って？夫はそんなに悪いの？
教えて！
夫は大丈夫なの？
麻痺するのかな
動けるの？
会社
もうこんな時間
子どものご飯…
生活
お金
子ども
山本さんお入りください
あなた…
あ…
あ…
ううん！いいの大丈夫！

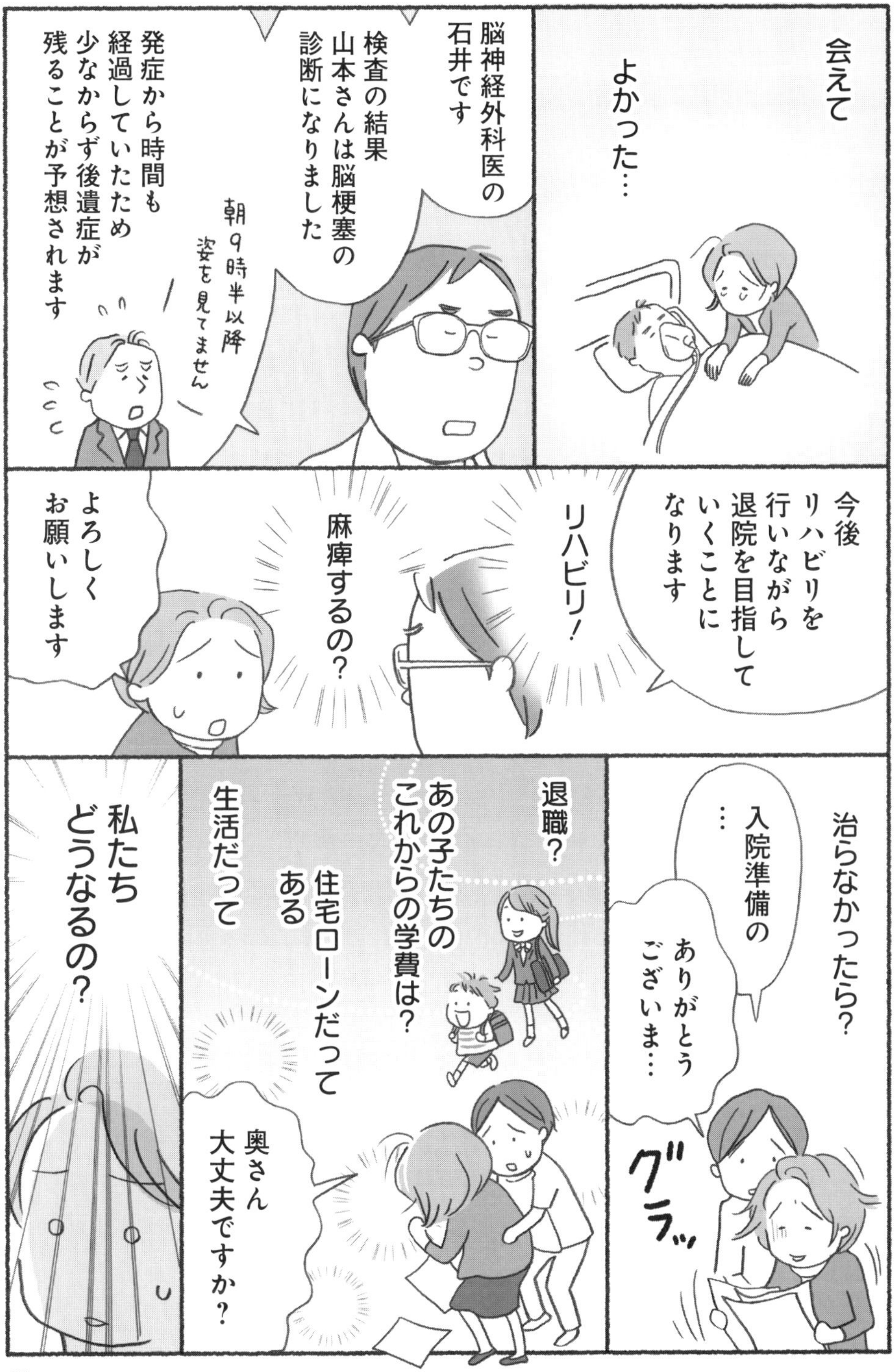
会えて
よかった…
脳神経外科医の石井です
検査の結果山本さんは脳梗塞の診断になりました
朝9時半以降姿を見てません
発症から時間も経過していたため少なからず後遺症が残ることが予想されます
今後リハビリを行いながら退院を目指していくことになります
リハビリ！
麻痺するの？
よろしくお願いします
治らなかったら？
入院準備の…
ありがとうございま…
グラッ
退職？
あの子たちのこれからの学費は？
住宅ローンだってある
生活だって
奥さん大丈夫ですか？
私たちどうなるの？

Q1

集中治療室にはいつまでいられますか？
集中治療室を出た後はどうなりますか？

救命救急センターや集中治療室（ＩＣＵ）を持つ病院は、脳卒中や心筋梗塞など重病の治療を幅広く行う急性期医療を担う病院です。集中治療室のベッドには限りがありますので、急性期治療を終えて状態が落ち着いた後は、同じ病院の一般病棟に移って治療を続けながら退院に向けた準備をします。

具体的に「～カ月以内」と入院期間に制限がある回復期リハビリテーション病院や地域包括ケア病院と違い、急性期病院は国から「２週間以内での退院」が推奨されていますが、２週間を超えても治療が必要な期間は入院することができます。治療が終わり次第、退院を促しますが、すべての患者さんが治療を終えた後すぐに退院できるわけではありません。脳卒中の場合、集中治療室、一般病棟を経て、そのまま自宅退院できる方は半数ほど。軽症の脳梗塞などがこれに当たり、自宅でしばらく療養した後、比較的早期に社会復帰できるケースが多いと思います。

一方、急性期病院で治療を終えた後も麻痺が強く残ったり、筋力が落ちて自力で身の回りのことができず、すぐには自宅に戻れない患者さんが約半数です。その場合は、回復期リハビリテーション病棟のある病院に転院して自宅退院に向けたリハビリを続けます。また、意識がない、人工呼吸器を装着しているなど、リハビリができる病状でない場合は、治療を継続しながら現状維持を目指す療養型病院へ転院します。

患者さんやご家族から「大きな病院にずっと入院し続けたい」と言われることがあります。ただ、急性期病院ではリハビリを行える時間が限られるため、患者さんが自宅生活に戻るためにも、リハビリに集中できる病院に移ったほうがよいのです。もちろん、リハビリ病院に移った後に病気が悪化して治療が必要になった場合は、再度、急性期病院へ移って治療をするなどの連携もしています。

（医師　白崎加純）

地域の病院と役割分担

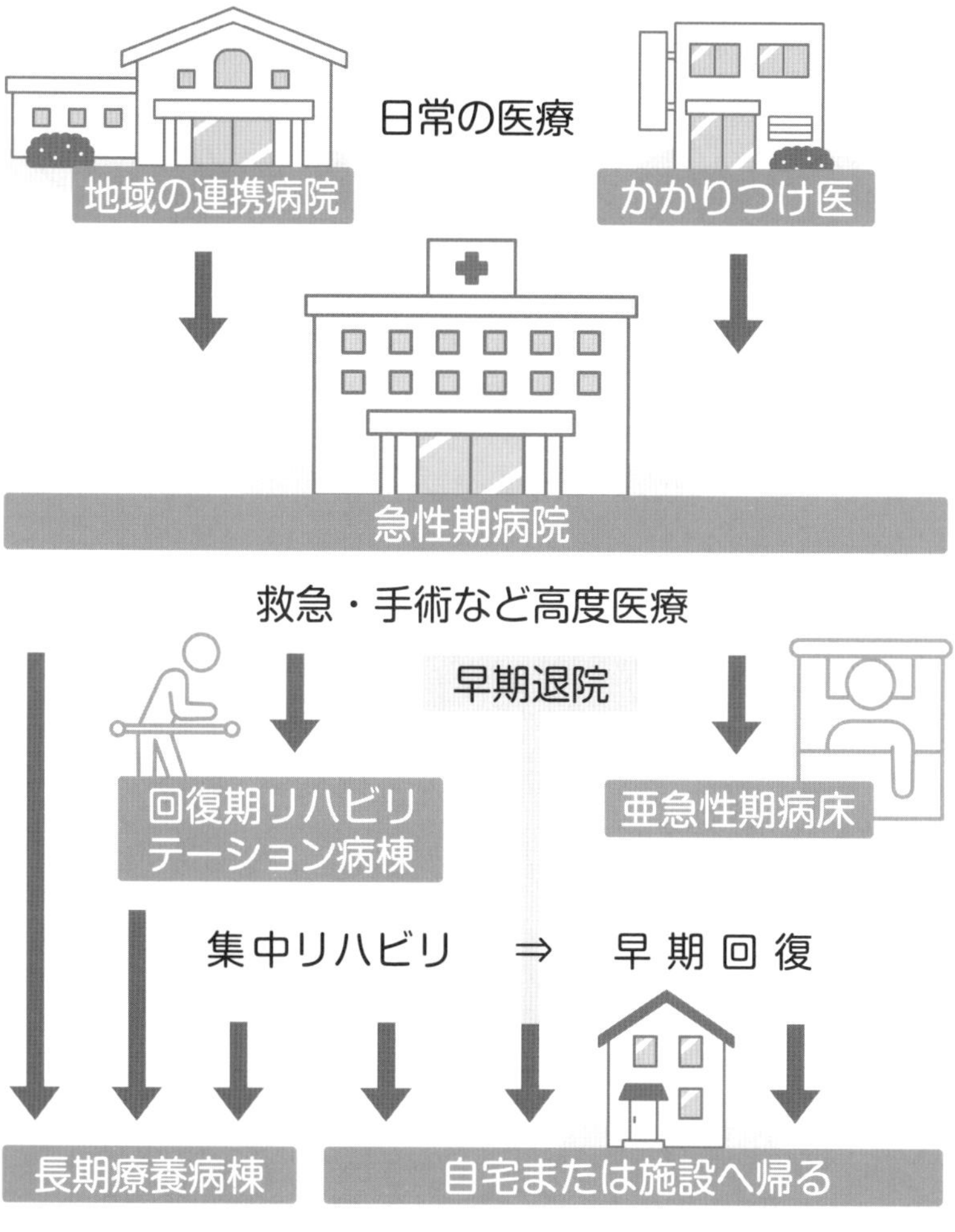

日常の医療
地域の連携病院
かかりつけ医
急性期病院
救急・手術など高度医療
早期退院
回復期リハビリテーション病棟
亜急性期病床
集中リハビリ ⇒ 早期回復
長期療養病棟
自宅または施設へ帰る

Q2

集中治療室での治療後、体を思うように動かせなくなりました。このような症状はよくなりますか？

集中治療室にいた患者さんは、何らかの後遺症が残ることが少なくありません。病気そのものの後遺症もありますが、集中治療室での治療に関連する後遺症もあります。

集中治療室では、人工呼吸器による治療や、麻酔薬を使った治療をするために、ベッドに寝た状態が何日も続きます。24時間絶え間なくモニターの音が鳴り続け、夜もしっかり眠れない日々。そんな状況が引き金となって筋力が衰えたり、飲み込む力が弱くなったり、認知機能が衰えることも。また、昼夜逆転で睡眠障害を起こしてしまうこともあります。

集中治療室での治療は患者さんにとってつらい時間です。退出した後も、そのときのことを思い出して気持ちが塞ぎ込んだり、後遺症で体を思うように動かせないことで元気がなくなってしまう方も少なくありません。こうした症状を集中治療後症候群（ＰＩＣＳ：Post Intensive Care Syndrome）と呼び、現在、集中治療医学における課題になっています。

このような症状を少しでも改善させるために、日本集中治療学会では「ＰＩＣＳ対策・生活の質改善検討委員会」を立ち上げ、早期リハビリテーションの介入を推進するなど、ＰＩＣＳの予防・早期発見に向けた取り組みを行っています。聖路加国際病院救命救急センターでもＰＩＣＳの早期発見のために集中治療室から一般病棟に移動した患者さんを週に１回訪問しています。一般病棟に移ったときは会話もできず、ご飯も食べられなかった患者さんが、１～２カ月後には病棟を歩いて自身でしっかり食事をされるようになっている姿を見ることもあります。最初は苦しみ、イライラされていても、徐々にできることも増えて、前向きになっていく印象です。

（医師　白﨑）

Column
集中治療後症候群（PICS）

集中治療室から一般病棟に移られた患者さんから、よく「集中治療室にいたときの記憶がない」と言われます。

心停止で運ばれてきてギリギリのところで一命を取り留めた方を後に一般病棟で見かけると、私たちは感慨ひとしおなのですが、ご本人は集中治療室のことも、私たちのことも覚えていないのです。意識が回復した後、私たちと普通に会話していても、後になると集中治療室でのことを一切覚えていない、という人も珍しくありません。

これも集中治療室での入院・治療に伴う後遺症（ＰＩＣＳ）のひとつ。そこでの日々は心身ともに朦朧《もうろう》としていて、一般病棟に移ったころから少しずつ記憶や視点がしっかりしてくる印象です。

しかし、この断片的な記憶が引き金となって悪夢を見る方もいらっしゃるため、看護師が１日１ページ「ＩＣＵ日記」と呼ばれる日記を書き、患者さんが後日、自分の身に何が起こったのかを振り返り、理解する手助けをしています。

　後日、一般病棟に移動してから日記を渡すと多くの方は喜んでくれて、「記憶はないですが、助けてくださってありがとうございます」と言ってくれたりします。しかし、中には「つらい記憶を思い出したくないです」と言って受け取らない方も。そのような場合は無理に日記を渡さず、「困ったこと、相談したいことがあればいつでも連絡してください」と言って、ＰＩＣＳの説明とともに、相談窓口を記載したパンフレットをお渡ししています。

　また、高齢者は集中治療室で横になっている期間が長引くと、筋力があっというまに低下して歩けなくなるので注意が必要です。若い人なら２、３日じっとベッドに横になっていても回復すれば当たり前に動けますが、高齢者にとっての２、３日は筋力を大きく奪います。ほんの数日の安静がきっかけで歩けなくなることのないよう、できるだけ早くリハビリを開始するよう医師にリハビ

リスタッフの介入を相談したり、安静が必要な場合は小さな日常動作から促したりしています。（看護師　田中しのぶ・中尾勇祐）

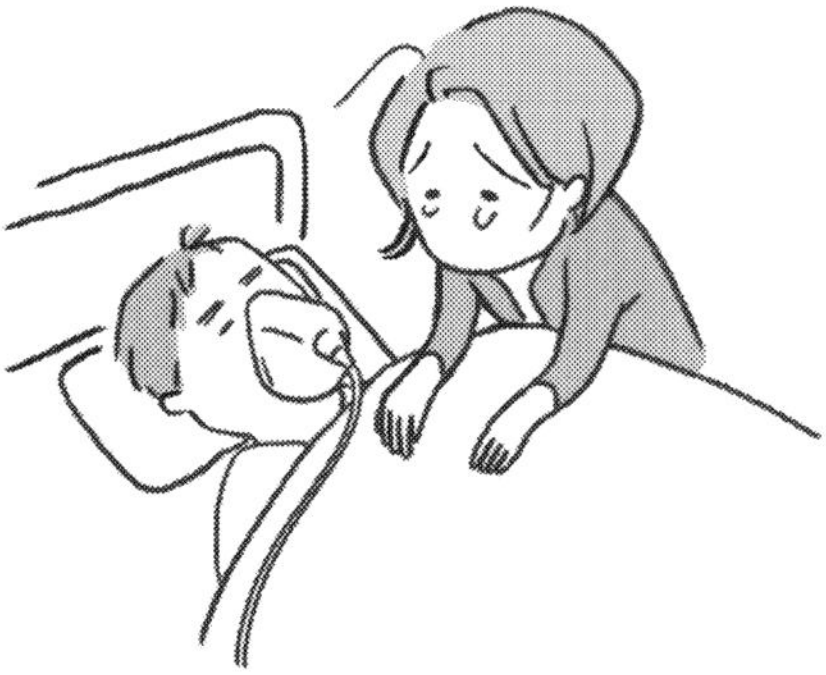

Q3
リハビリ1

右半身が麻痺で、日々の暮らしもままならない状態です。以前のように動けるようになりますか？

脳卒中などで強い麻痺が残り、急性期病院を退院後にそのまま自宅生活へ戻ることが難しい場合、リハビリテーション病院に転院して、日常生活を送るためのリハビリを続けます。リハビリ病院の入院期間は疾患名にもよりますが、最大で6カ月。その間、毎日のリハビリを通して、できることをひとつずつ増やしていきます。

リハビリ病院を退院するときには、たとえ麻痺は残っていても、自分の足で歩いて帰られるまでに回復する方も多くいらっしゃいます。回復力はご本人の体力（筋力と持久力）と年齢によるところが大きく、ケースで紹介した40代の山本亮太さんならば、重篤な麻痺からリハビリを始めたとしても、退院時には自力歩行ができるようになっている可能性があります。ただ、スタスタ歩けるとは限らず、非常にゆっくりで、杖を使っての歩行の可能性が高いです。

しかし、リハビリに焦りは禁物です。まずは自宅での暮らしができるようになることを目指していきましょう。ここからは、リハビリについての質問に答えていきます。

（以下Q3すべて　理学療法士　加藤渉）

Q3

リハビリ2

リハビリはいつから始めたらよいのですか？

一般的に、できるだけ早く始めたほうがその後の経過がよいことがわかっています。

脳卒中などで倒れて救命救急センターに搬送されて一命を取り留めた場合、身体の機能をなるべく早く回復させるため、病状が許せば48時間以内にリハビリを開始します。集中治療室の中からリハビリは始まっているのです。

集中治療室でのリハビリは、まず意識の確認から。「右手を動かしてみてください」と言われて動かせるかどうか。そうやって四肢の検査をして、動かせるところは繰り返し動かすよう促します。リハビリというと、動かないところを動かせるようにすることにばかり目を向けがちですが、実は、動かせる筋肉を衰えさせないことも非常に重要。立ち上がれなくても、手が動くなら手を動かすのです。

急性期リハビリのポイントは、麻痺している手足になるべく早い時期から刺激を与え続けること、そして、今動かせる場所の筋肉を弱らせないこと、の2つです。四肢の検査に始まり、病状を見ながら、ベッドサイドに座る↓立ち上がる↓車椅子に乗る↓歩行、というように順を追ってステップアップしていきます。その際、麻痺した足を支えてくれる装具を使用することもあります。そうすることで、健常な筋肉をしっかり使いながら、麻痺した部位に刺激を与え、本来の動きを引き出すよう誘《いざな》うのです。

Q3 リハビリ3

入院中、リハビリは1日にどのくらい行ったほうがよいのですか？

麻痺や歩行のリハビリは、リハビリを行う時間・量を増やすことが重要であることが、明らかになっています。

とはいえ、ひとつひとつのリハビリメニューは、立ち上がる動作を繰り返したり、動かしにくい手でボールをつかんで離したりする練習など、最初はうまくできずに少し大変だと感じる側面があることは確かです。最初はうまくできなくても、その一瞬一瞬の積み重ねは必ず、脳に刺激となって伝わっています。

麻痺は、運動を司る脳がダメージを受けたことによる後遺症です。これは脳と筋肉を繋ぐ神経がうまく働いてくれなくなって起こっているのですが、リハビリを重ねることで、もしほんの少しでも神経線維が残っていたら、その神経線維を少しずつ増強したり、また、完全に片側の神経線維が壊れていたとしても、反対側の脳からの指令を受け取れるよう脳に働きかけていると考えられています。

脳は司令塔なので、たくさんの動きのイメージを蓄えています。ですから、たとえ今はほとんど動かなくても、「私は右足を動かしている」と意識しながら何回もトライすることで、その刺激が脳と筋肉を結びつけ、少しずつ動くようになることは十分に期待できます。リハビリに重要なのは、イメージすること、意識すること、そして回数（量）なのです。

Q3

リハビリ4

失語症とは何ですか？ リハビリはどう進められますか？

言葉を聞き取ったり話したりする機能を司る「言語野《や》」は多くの人の場合、大脳左側に位置するため、脳の左半球にトラブルが起きると、往々にして失語症を伴います。

失語症には、相手の言葉を理解することはできるものの（言葉を）話すことができない「運動性失語」のほか、話すことはできるけれど相手の言葉を受け止めて理解することが難しくなる「感覚性失語」などがあります。ケースの山本亮太さんは「運動性失語」と思われます。

急性期には自分の言いたいことを伝えられない苛立ちを軽減するため、多くのイラストを用意して指差ししながらやりとりするなど、意思疎通をツールで補いながら対応します。ツールを間に挟むことで、最低限のコミュニケーションはできる状態を保ち、少しずつ言葉を口に出す練習を重ねるのです。

リハビリ病院では、さまざまな場面に対応できるコミュニケーション獲得を目指して、段階を踏んでリハビリを進めていきます。この時期は他者との関わりが有効な刺激となりリハビリを促進させますが、コミュニケーションがうまくいかないことがストレスにもなるので、家族や医療スタッフのフォローが必要になります。

失語症も回復には時間を要します。じっくり取り組んでいきましょう。

Q3

リハビリ5

リハビリテーション病院とは、どんな病院ですか？

リハビリテーション病院は、急性期治療を終え、自宅生活ができるようになるために集中的にリハビリを行う病院です。

リハビリ病院の特徴は主に次の3つが挙げられます。

①リハビリ時間をたくさんとれる
②自宅環境や介護サービスの調整に介入してくれる
③復職に向けたピンポイントのリハビリにも対応できる

リハビリの時間外にも、日中はベッドで寝る時間をできるだけ減らして座る時間を延ばしたり、数歩でも歩けるようになったら介助を伴って食堂まで歩くようにするなど、入院生活の中にも体力や筋力を向上させる工夫が施されます。回復期にこうした十分なリハビリを受けることが、自宅退院、社会復帰を促していくのです。

　また、リハビリだけでなく、退院後の生活に目が向けられているのもリハビリ病院の特徴です。退院前に患者さん本人と一緒にリハビリスタッフが自宅へ出向き、実際に自宅の環境を確認します。手すりをつけるべき場所やベッドの位置をご家族に提案したり、段差の程度を把握して、それに対応できるリハビリを退院までのリハビリに組み込んだりなどです。

　職場復帰に向けて、たとえばパソコン動作が必要な仕事ならば、キーボードを叩く動作をリハビリに取り入れるといったことも、積極的に行います。

Q3

リハビリ6

同じ病気でも、人によって麻痺の症状やその後の回復に差が出るのはなぜですか？

脳卒中の場合、脳へのダメージの程度（重症度）がその後の麻痺を最も大きく左右します。

ただ、同じ重症度であっても、人によって、麻痺の程度やその後の回復に差が生じることは多々あります。それは、病気になる前の体力が大きく関係することがわかっています。ここでいう体力とは「筋力＋持久力」です。「病気にならないために運動しよう」とはよく言われますが、病気になったときこそ、それまでにしてきた運動が助けになります。病に倒れたスポーツ選手が驚異的な回復を果たしたという話はよく耳にしますが、これは偶然ではないと思っています。鍛え続けていたからこそ持っていた強い体力が、病に倒れた後も回復を後押ししてくれたのです。

私は「リハビリは病になる前から始まっている」と考えます。いざ病に倒れたときこそ体力が必要。筋力と持久力を保持するために、元気な今こそ、日々、意識的に体を動かしてください。特別な運動である必要はありません。ウォーキング、無理のない程度のスクワット、踵《かかと》を上げてゆっくり戻すなど、日ごろからちょっとした隙間時間に筋肉に刺激を与えることを意識して生活することをお勧めします。

Q3

リハビリ7

自宅に戻った後も麻痺が残っています。どのように生活したらよいですか？

退院はゴールではなく、新生活のスタートです。脳卒中による麻痺とは長くつきあっていかなくてはなりませんから、闘うとか克服するとかではなく、受け入れることが大切です。

退院後もリハビリは継続が必要なことが多いです。退院後のリハビリは、通院による外来リハビリ、もしくは介護保険を利用してのリハビリです。脳卒中後のリハビリは長期にわたるため、まずは介護保険を利用しての訪問リハビリがよいと思います。地域に訪問リハビリの事業所（訪問看護ステーション）があって、そこからリハビリスタッフが訪問してくれます。また、介護保険のリハビリには、訪問リハビリのほかに、介護老人保健施設に通って食事や入浴などの日常生活上の支援やリハビリを受けることのできる通所リハビリテーション（デイケア）もあります。

そういったサービスを利用して、退院後もリハビリを続けることが大事です。同時に、できることは自分ですることも重要。ついつい家族が手助けしてしまいがちですが、できることはもちろん、ちょっと頑張ればできそうなことには、どんどんトライしてください。家族も手助けしたい気持ちを抑えて、見守ってあげてほしいと思います。

また、自宅内での歩行やトイレは自力で行えても、入浴や階段の上り下りには介助が必要になるケースも多々あります。家族では介助が難しい場合は介護保険を利用し、ホームヘルパーに介助を依頼します。

いずれの場合も、リハビリに大切なのは、目線をどこに置くかです。できない目標を掲げない。手を伸ばせば届くところに目標を据え、一つずつクリアしていくことを心がけてください。

Q4

マネー1

夫の右半身に重度の麻痺が残り、退院後も仕事に戻れません。金銭的な不安を考えると夜も眠れません。

一家の大黒柱が倒れた場合、体の心配はもちろんですが、もしかしたらそれ以上の不安に苛まれるのが金銭の問題です。これは家族だけで何とかできる問題ではありません。決して家族内で抱えこまず、早い段階で入院している病院の医療ソーシャルワーカーを訪ねて、困っていることや今後心配なことを相談してください。

医療ソーシャルワーカーは、患者さんの退院後の生活や社会復帰、そして医療費などの相談に至るまで、幅広い制度に詳しい専門家です。現在、ほとんどの急性期病院には医療ソーシャルワーカーが勤務しています。金銭の不安は家庭によって内容が異なりますので、個別に相談することが必須。ここでは多くの方が遭遇する生活費と住宅ローン問題にお答えします。

（以下Ｑ４すべて　医療ソーシャルワーカー　牧祥子・山口絵美）

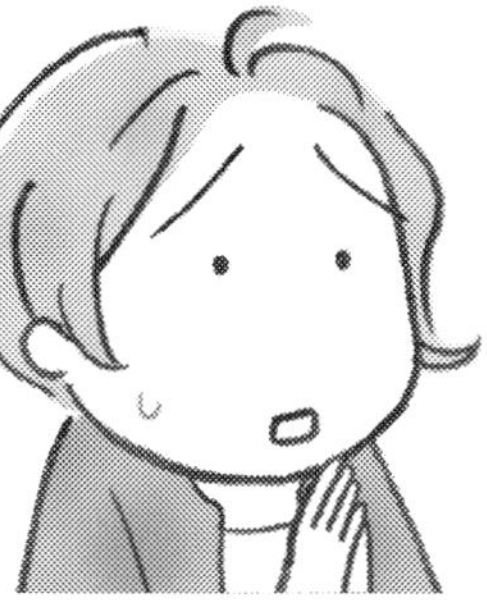

Q4

マネー2

今後の生活費はどう工面したらよいでしょうか?

まず、健康保険を確認してください。被用者保険か国民健康保険かで受けられる給付が違います。

山本亮太さんは会社員なので被用者保険。妻は専業主婦というところで話を進めます。大前提として、どんな状況でもすぐに会社を辞めないでください。会社員であることで使える制度がたくさんあるからです。

そして、手持ちの有給休暇を使いましょう。そのうえで、今後、休職する際には傷病手当金という制度を利用します。傷病手当金は、病気やケガで仕事ができなくなり４日以上連続して休んだときに健康保険組合から支給されます。その時点での給与の約３分の２相当が支給されます。給付期間は最大で１年６カ月。受け取るためには申請が必要です。

ただし、休んだ証明をもって給付される手当金なので事後申請です。「これから3カ月ほど休むので申請します」といった見込み申請はできません。ですから、まずは有給休暇の消化から始めることをおすすめします。有給休暇は給与１００％の支給ですから、それで今現在必要な生活費を確保し、休んだ日数分の傷病手当金を後追いで申請して受け取ります。ただし、有給休暇を取得して給与の支払いがされている期間は、傷病手当金は支払われません。

傷病手当金の申請は、毎週、1カ月ごと、3カ月まとめてなど、申請頻度はそのときの状況に応じて検討してください。子育て世帯にはコンスタントな収入が必要なので、給与と同様、毎月の申請をお勧めします。請求書の提出期限は、労務不能になった翌日～2年以内です。

ただ、申請には休職を証明する会社作成の書類と医師の証明が必要で、医師の証明書作成には毎回診断書料が自費でかかります（施設によって金額が異なります）。手間と診断書料を考えると頻回な申請はお勧めできませんが、とはいえ何カ月も収入がない不安は避けたほうがよいので、基本的には給与のように毎月収入を確保できる1カ月ごとの申請がよいと思います。

傷病手当金の給付は最大1年6カ月。それまでに回復して復職できることが望ましいですが、叶わない場合、それ以降は年金事務所に障害年金を申請することになります。

障害年金は障害が固定したら受給できる年金。初診日から1年6カ月以上経過してなおも障害が続いている場合に固定したとみなされ、受け取れるようになります。傷病手当金が終了する1年6カ月時点が切り替えのタイミングです。

障害年金は障害の程度によって金額が決まっています。給与の額によって変わる傷病手当金ほどの額は受け取れないケースがあります。18歳未満の子どもを扶養していると加算が付きます。

職場復帰できない期間が長くなっても、公的制度をしっかり活用すれば、一定の収入は確保できます。それらを有効活用するためにも、ぜひ現在かかっている病院の医療ソーシャルワーカーを訪ねて個別に相談してみてください。申請や手続きのサポートを含め、ソーシャルワーカーは力になってくれます。

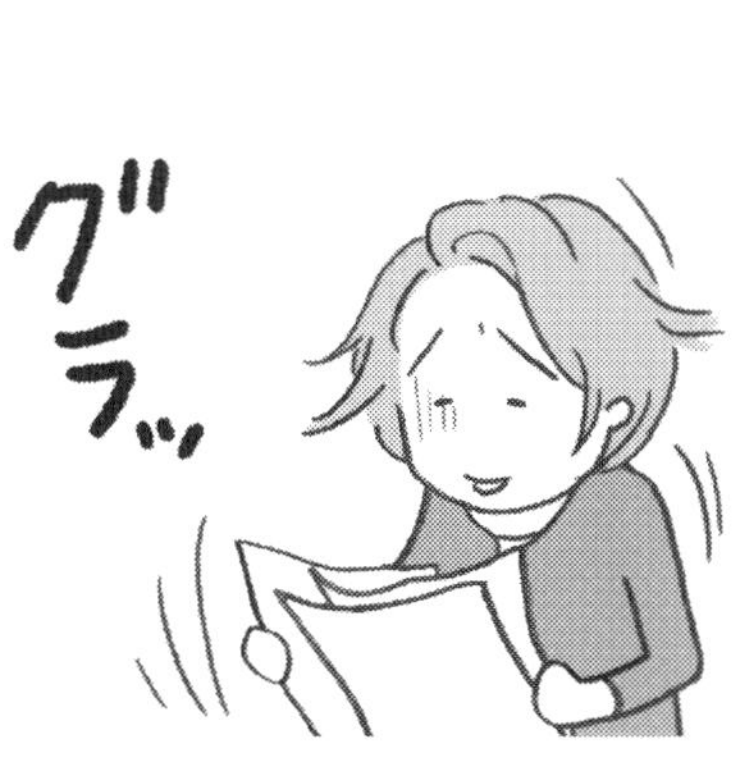

Column
健康保険の話

日本には「国民皆保険制度」があり、被用者保険か国民健康保険、どちらかへの加入が義務付けられています。

被用者保険：会社員等の被雇用者（一定の条件を満たした非正規労働者含む）が加入する公的医療保険制度。企業独自運営の「健康保険組合」、「全国健康保険協会（協会けんぽ）」など。

国民健康保険：個人事業主やフリーランス、年金受給者などが加入する保険制度。

　国民健康保険には傷病手当金に相当する補償はないため、突然働けなくなった場合、民間保険に加入しておらず貯金もないとなると、生活保護を想定するしかないことも。障害年金は対象者であれば保険の種類に関係なく申請できる。窓口は年金事務所、もしくは市区町村役場。

（医療ソーシャルワーカー　牧・山口）

Q4

マネー3

住宅ローンが10年先まで残っています。マンションを手離すしかありませんか？

まず、団体信用生命保険（団信）に加入していることを確認してください。団信とは、住宅ローン返済中に契約者に死亡や高度障害など万一のことがあったときに住宅ローンを支払う必要がなくなる保険です。団信加入は住宅ローンを組む際の金融機関側の融資条件になっていることがほとんど。民間の金融機関で借り入れる場合、基本的に団信保険料は住宅ローンの金利に既に含まれており、追加の保険料はありません。

ただ、団信が適用されるのは、死亡、もしくは高度障害の場合のみ。かつ、高度障害の定義は厳しく、生涯にわたって介護が必要といった状態でないと「高度障害」と見なされないこともあります。つまり、山本亮太さんのように半身麻痺では、審査に通らない可能性があるのです。

公的な生活保障

●傷病手当金

内容	病気やけがで会社を休まなければならないとき、 支給される休業補償制度 受給開始から通算して１年６カ月分受給できる
対象者	健康保険に加入している会社員本人 ※国民健康保険はこの制度はなし
支給額	１日につき標準報酬日額の３分の２に 相当する額×仕事を休んだ日数 例）30万円の給与だと、１カ月休んで 約18～20万円くらいとなる
窓口	各健康保険組合
支給条件	①業務外の病気やけがで療養中 ②働けない状態である ③４日以上会社を休んでいる（※待機期間） ④給与の支払いがない

※待機期間

出勤	出勤	休み①	休み②	休み③	休み④	休み	休み

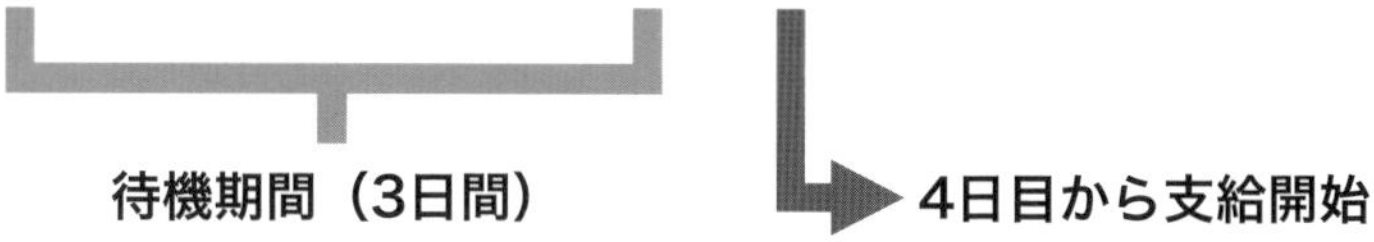

※各健康保険組合のHPをご確認ください

●障害年金

内容	病気やけがで働くことが難しいときに受け取ることができる年金 ※身体障害者手帳を持っていなくても受け取ることができる障害年金は原則として2カ月に1度支払われる生活保障の給付
障害年金の種類	障害基礎年金 障害厚生年金
窓口	都道府県年金事務所
障害年金の受給条件	①障害の原因となった病気やけがの初診日に国民年金または厚生年金に加入していること（初診日に加入していた年金で給付元が決まる） ②障害の状態が障害認定日（初診日から1年6カ月過ぎた日）に障害等級の1～3級（国民年金の場合は1～2級）に該当していること ③保険料の納付要件を満たしていること

※各年金事務所へご確認ください

民間保険

●団体信用生命保険（団信）

内容	死亡や高度障害などにより住宅ローン契約者が支払いできなくなった場合、生命保険会社が住宅ローン残高に相当する保険金を銀行に支払い、債務の返済に充てる ※基本的に団信に加入していれば債務は弁済されるが、共有名義人の場合、返済が残るケースもある。不安がある方は契約書などを確認するか、直接問い合わせてみましょう
加入時期	住宅ローン契約時
窓口	各保険会社
各手続	保険金請求→金融機関に連絡

※各保険会社、金融機関にご確認ください

そうした場合、今一度確認してほしいのが、団信特約への加入の有無です。金融機関ごとに一般団信以外に「三大疾病保障団信」「がん保障団信」など、保障を手厚くするさまざまな特約を用意していて、住宅ローンを組むときにそうした特約を付けている可能性がありますので、ご自身の契約をご確認ください。

ただし、住宅ローン名義を夫婦で折半している場合、契約によっては団信は配偶者のローンには適用されません。山本さんのケースでは妻が専業主婦で、ローン名義が山本さん本人100％と考えられるので、団信の審査に通ればローン残高はゼロになります。

Column
リハビリに大切なこと

50代男性・脳卒中患者さん、おふたりのその後

　脳卒中によって重度の麻痺が残った50代半ばの患者さんをおふたり、同時期にリハビリスタッフとして担当したことがありました。おふたりとも、リハビリ病院での1年半に及ぶリハビリ治療をやり通して退院され、会社への復職を目指して通院によるリハビリを継続されていました。

　退院後、Aさんは、麻痺がまだかなり残っていましたが、すぐに会社にコンタクトをとり、自身の現状を伝え、どんな仕事なら可能かを頻回にやりとりされていました。その話し合いを基に私たちとリハビリ内容を検討し、今後就く仕事に必要な動作の練習を重ね、無事、比較的早期に復職を果たされました。職種は営業から事務職に変わられたそうです。

一方、Bさんは、退院後もなかなか職場にコンタクトをとらず、復職に向けての具体的な動きを開始されませんでした。お気持ちを聞くと、「今の体では以前の仕事はできない。こんな状態では仕事仲間に会えない……」と、リハビリの合間にポツリポツリと心の内を語ってくださいました。Bさんは入院中も一貫して「病に倒れる前の体に戻ること」を目標に掲げてリハビリに励んでおられました。退院後、担当の医師から「以前と同じレベルを早急に目指すのは難しいので、まずは社会復帰して長い目でリハビリを継続していきましょう」とアドバイスしてもらいましたが、Bさんは首を縦に振ることはなく、あくまでも「以前の自分に戻ること」にこだわりました。その後、Bさんは徐々に通院間隔があくようになり、とうとう来院されなくなってしまいました。

Bさんの「昔の自分に戻りたい」気持ちは痛いほど理解できます。しかし脳卒中のリハビリは年単位の長い期間を要します。ま

Column

た、どれほど長い時間をかけても、完全に昔の状態に戻れるとは言い切れないところがあるのです。

大切なことは、今、少し頑張ればできそうなことをリハビリの目標に設定し、ひとつずつ、クリアしていくこと。たとえ昔と同じようにできなくても、ご自身がしたいことに少しずつチャレンジして、確実にできることを増やしていく。その過程を経ることで、今の自分自身を受け入れ、誰でもない、ご自身の人生を歩んでいけるのだと思います。そのために、まずは目の前のリハビリを信じて続けてほしい。少しでもその手助けになりたいと私たちは願っています。

（理学療法士　加藤）

Column
ICUでの栄養の話

鼻から挿入されている栄養チューブって何？

ＩＣＵに入院する患者さんの多くは、病気や治療の影響で口から食べ物を摂取することが難しい状態になっています。そのため、鼻から管を入れて栄養剤を投与する「経鼻栄養」というものを行っていますが、この光景を残酷と感じる方も多いのではないでしょうか。実際に、ご家族がＩＣＵに面会にいらして、鼻から管が入った患者さんを前にするとショックを受ける方もおられます。また、中には、この経鼻栄養を「延命治療なのではないか……」と考える方もいらっしゃるかもしれません。しかし、急性期の治療やリハビリのためにはたんぱく質などの栄養素やビタミンなどの微量元素を体内にしっかり取り入れることが重要です。では、なぜＩＣＵでは鼻から管を入れてまでしっかり栄養を摂ることが重要なのか、解説します。

よく、患者やご家族さんから「点滴で栄養を投与してください」と言われますが、首の太い血管から入れる中心静脈点滴でない限り、腕の血管から入れる末梢点滴からは少量の糖分や水分しか摂ることはできません。病院でよく使われる糖分入りの点滴（末梢静脈栄養）からはおせんべい1枚〜かけうどん1杯程度のカロリーしか摂ることができないのです。この点滴だけでは1日に必要なエネルギー量をまかなうことができず、数日が経過する頃には、肝臓に蓄えられていたエネルギーが底をつき、代わりに今ある筋肉や脂肪を燃やしてエネルギーを補充し始めてしまいます。症状が重いほど体内では修復のためにたんぱく質を必要とし、患者さんは目に見えて痩せ細っていってしまうのです。

人間は、体内の筋肉量が10％減ると歩けなくなるといわれています。また、体幹の筋肉だけでなく、顎や喉の筋肉も痩せてくると、上手く食べ物を飲み込んだり、咳払いができなくなったり、誤嚥性肺炎を引き起こしやすくなったりします。そのため、筋肉量を維持するためにＩＣＵではできるだけ早くから理学療法士がリハビリを開始するわけですが、そのとき、栄養不足では筋肉消耗につながり逆効果。早期リハビリの効果を引き出すためにも早い段階からの栄養補充が大切なのです。このような理由から、充分な量の栄養を口から摂ることができない場合は「経鼻栄養」が選択肢の１つになるのです。

　救命救急センターに搬送されＩＣＵに入院する患者さんは、若年の心停止蘇生後、交通事故で骨折や脳出血がある、ご高齢な方の熱中症、腎臓が悪くて透析が必要、など年齢も病態もさまざまです。また、重症であればあるほど腸管がうまく機能せず、下痢をしやすくなったりします。このように、ＩＣＵに入院する患者さんの急性期の栄養管理は非常に難しく、多種多様な病態に応じ

Column

て栄養剤を使い分ける必要があります。そのため、ＩＣＵに私のような管理栄養士が配属され、患者さんの病態に応じて日々医師と栄養剤の選択について議論をしているのです。

食べることは疲れるのです

治療やリハビリが進んでくると、経鼻栄養から経口栄養（口から食べること）に移行する訓練をしていきます。経鼻栄養の期間は必須アミノ酸やビタミンなどを必要量投与していますが、それと同じ量を口から摂取するのは至難の業。舌を動かし、喉に食べ物を送り込み、ゴックンと飲み込む、そのすべてに筋肉が必要。食べることは疲れるのです。最初は飲み込みやすいようペースト状のものから始めていきますが、ペースト食は滑らかに作るために水分を多く含んでおり、栄養価はグッと下がります。口から食べる

Column

ことができるようになると、「早く鼻の管を抜いてほしい」とおっしゃる患者さんもいらっしゃいますが、ＩＣＵで治療を受けた患者さんはベッドに横になっている時間が長いことが多く、床ずれも起きやすいです。このような傷を治すためにも十分な栄養を摂り続けることは大事!! ですので、口から三食、十分な量を食べられるようになるまでは、経口栄養と共に、経鼻栄養を併用しています。

　患者さんは口から食べることができた瞬間、何とも言えない喜びの表情を見せてくださいます。また、面会に来たご家族も同様。口からご飯を食べる患者さんを見て涙を流すご家族もいらっしゃいました。経鼻栄養や胃瘻と聞くと「延命治療なのではないか」と抵抗のある方もいらっしゃるかもしれませんが、このように急性期の医療においては、経鼻栄養や胃瘻からの栄養が治療やリハビリに必要となる側面もあるということを是非知っておいてほしいと思います。

（管理栄養士　松元紀子／医師　白﨑）

CASE 2

意識がないとき、家族にどう連絡をとってもらえるの？

［症例］ 64歳男性。駅で卒倒し救急搬送された。救急隊員が駆けつけたときには心停止状態。運転免許証から氏名、生年月日、住所は判明するも、本人と意思疎通が取れず、家族がいるのかどうかさえわからない。ひとりでいるとき突然意識を失って倒れた場合、家族への連絡などはどうなされるのか？

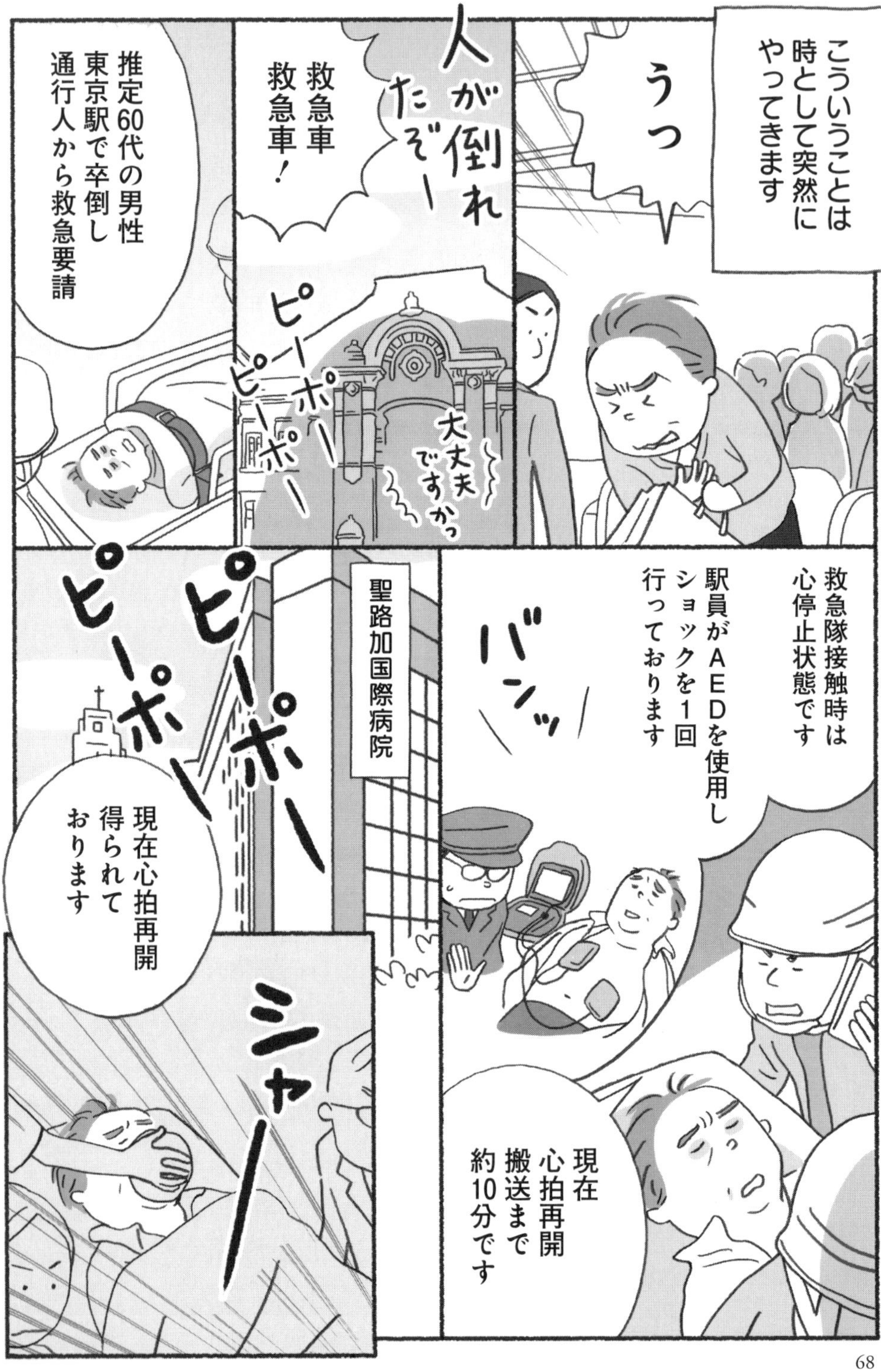
こういうことは時として突然にやってきます
うっ
人が倒れたぞー
救急車救急車！
ピーポーピーポー
大丈夫ですかっ
推定60代の男性東京駅で卒倒し通行人から救急要請
救急隊接触時は心停止状態です駅員がAEDを使用しショックを1回行っております
バンッ
現在心拍再開搬送まで約10分です
聖路加国際病院
ピーポー
ピーポー
現在心拍再開得られております
シャー

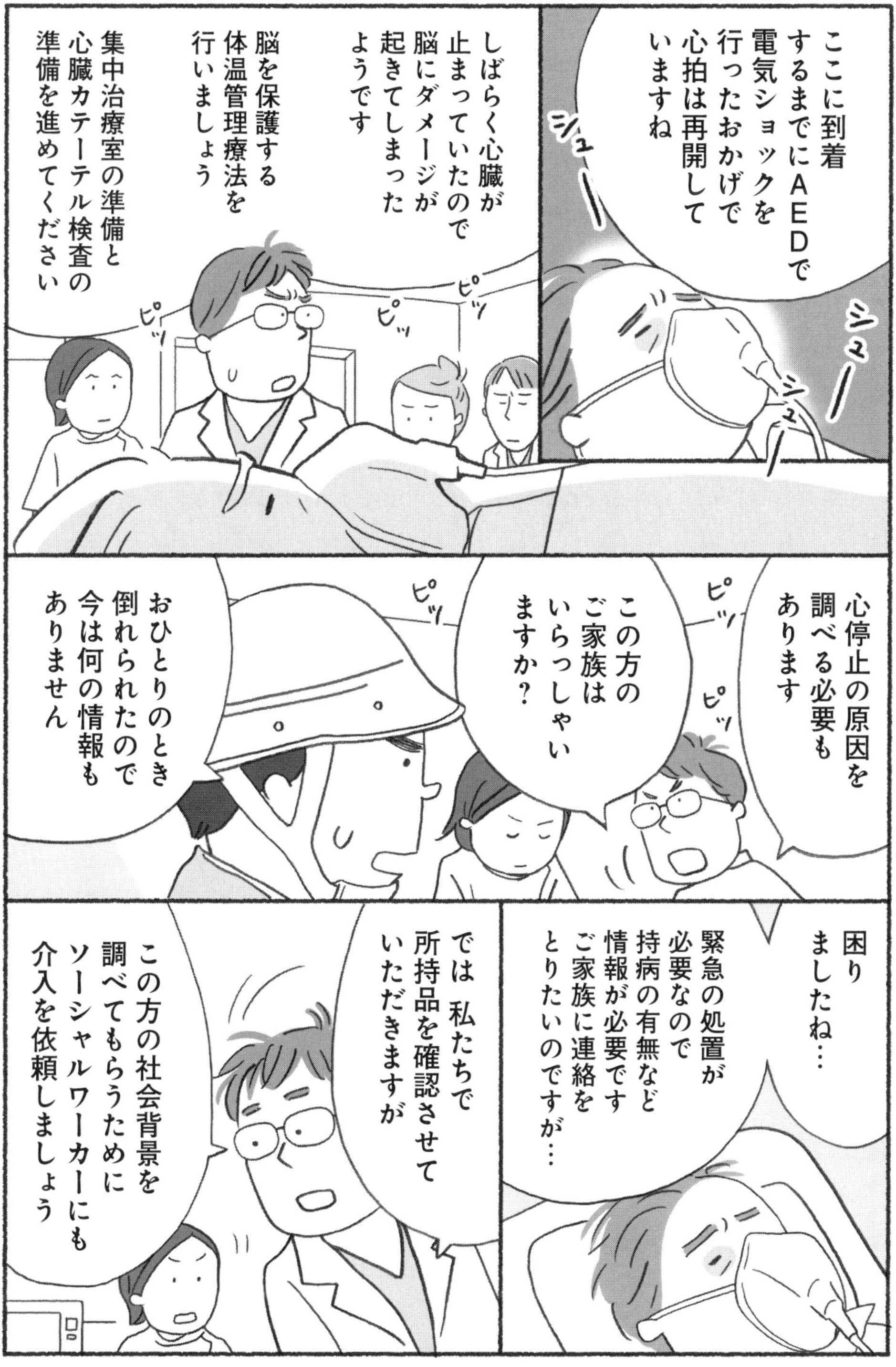
ここに到着するまでにAEDで電気ショックを行ったおかげで心拍は再開していますね
シュー
シュー
しばらく心臓が止まっていたので脳にダメージが起きてしまったようです
脳を保護する体温管理療法を行いましょう
集中治療室の準備と心臓カテーテル検査の準備を進めてください
ピッ
ピッ
ピッ
心停止の原因を調べる必要もあります
ピッ
ピッ
この方のご家族はいらっしゃいますか?
ピッ
おひとりのとき倒れられたので今は何の情報もありません
困りましたね…
緊急の処置が必要なので持病の有無など情報が必要ですご家族に連絡をとりたいのですが…
では 私たちで所持品を確認させていただきますが
この方の社会背景を調べてもらうためにソーシャルワーカーにも介入を依頼しましょう

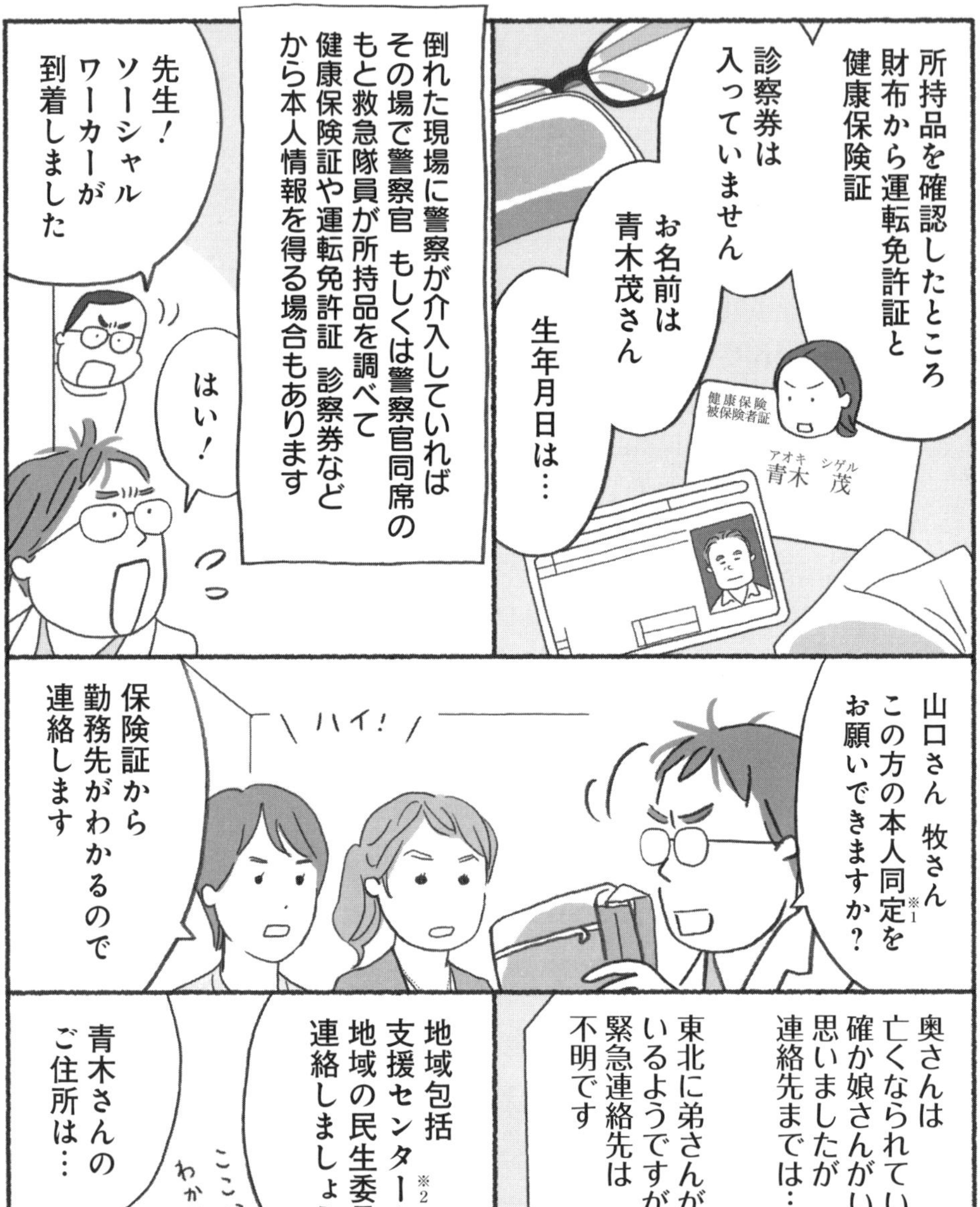
所持品を確認したところ財布から運転免許証と健康保険証
診察券は入っていません
お名前は青木茂さん
生年月日は…
健康保険 被保険者証
青木《アオキ》 茂《シゲル》
倒れた現場に警察が介入していれば その場で警察官 もしくは警察官同席のもと救急隊員が所持品を調べて 健康保険証や運転免許証 診察券などから本人情報を得る場合もあります
先生！ソーシャルワーカーが到着しました
はい！
山口さん 牧さん この方の本人同定※1をお願いできますか？
ハイ！
保険証から勤務先がわかるので連絡します
奥さんは亡くなられていて確か娘さんがいると思いましたが連絡先までは…
東北に弟さんがいるようですが緊急連絡先は不明です
地域包括支援センター※2や地域の民生委員に連絡しましょう
ここならわかるはず…
青木さんのご住所は…

個人情報保護のため、通常は本人に許可を取ってから身元確認のために会社や役所に連絡を入れますが、本人に意識がなく、救命のために一刻も早く本人の持病や内服歴、家族情報を得る必要がある場合は、やむをえず医療者の判断でこうした対応をとります。

※1 本人かどうか確かめること

※2 地域の高齢者（65歳以上）を支える総合相談窓口

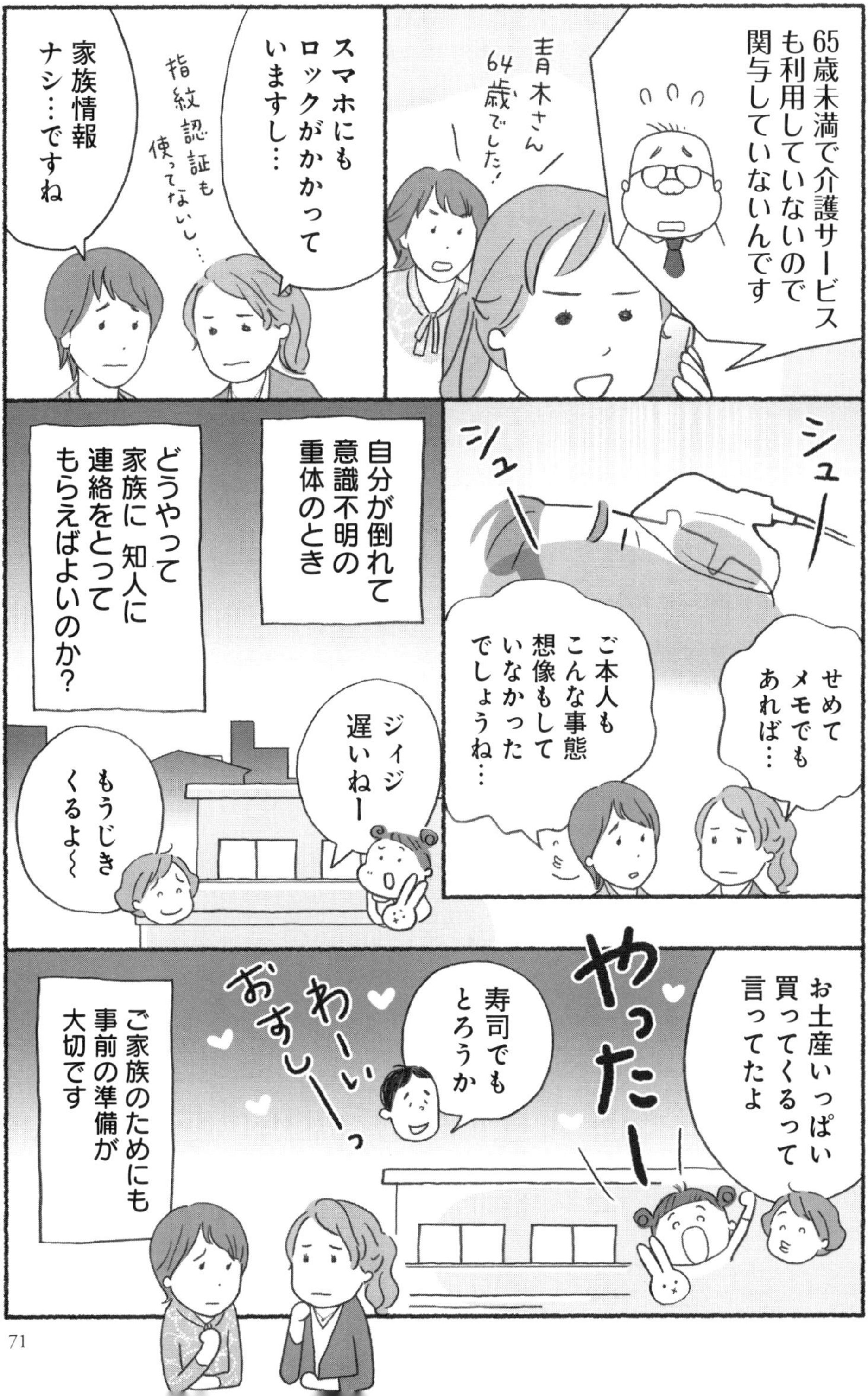
65歳未満で介護サービスも利用していないので関与していないんです
青木さん64歳でした!
スマホにもロックがかかっていますし…
指紋認証も使ってないし…
家族情報ナシ…ですね
シュー
シュー
せめてメモでもあれば…
ご本人もこんな事態想像もしていなかったでしょうね…
自分が倒れて意識不明の重体のとき
どうやって家族に 知人に連絡をとってもらえばよいのか?
ジイジ遅いねー
もうじきくるよ~
お土産いっぱい買ってくるって言ってたよ
やったー
寿司でもとろうか
わーい
おすしーっ
ご家族のためにも事前の準備が大切です

Q1

ひとりで外出中に倒れて意識を失ったら、私の個人情報を病院はどうやって知るのですか？

外出時、ひとりでいるときに倒れて意識を失い救急搬送された場合、受け入れた病院は処置を施すにあたり、その人の持病の有無や服用中の薬を確認する必要があります。

まず、その場にいる医療従事者が所持品から健康保険証や社員証、名刺、病院の診察券など、本人を特定できるものを探します。とくに診察券からは患者さんの医療情報にたどり着きやすいので、ぜひかかりつけの病院の診察券は、通院日以外も財布に入れておいてください。クレジットカードは、カード会社に問い合わせても個人情報の関係で情報が得られません。

所持品から必要情報が得られない場合、ソーシャルワーカーに連絡がきます。中には、名前と年齢だけは持ち物からわかっても、それ以外の情報が一切ない場合もありますし、名前すらわからないケースもあります。今は、自身の情報をすべてスマホに入れている人が多く、スマホはロックがかかっていて見られないため、本人情報が何も得られず四苦八苦するケースが以前より増加している印象です。

ソーシャルワーカーに連絡がきたら、まず、所持品から探し切れていないものがないか確認するため、貴重品管理の観点から慎重を期するために二人以上で、患者さんが搬送時に着用していた衣服のポケットや鞄の中の隅々まで手がかりになるものがないかを探します。すると、鞄の奥のほうから小さく畳まれたメモが出てきて、常備薬の名前やご家族の電話番号が書いてあることも。デジタルの世の中ですが、結局、究極のアナログである手書きメモがいちばん有効だと感じます。

倒れていた場所が手がかりになることもあります。とくに高齢者がひとりで外出して意識を失うのはたいがい自宅付近です。ですから私たちはまず、意識を失った場所に近い地域包括支援センターに問い合わせます。

地域包括支援センターは地域の高齢者（65歳以上）の相談窓口になっていて、65歳以上の地域住民のサポートをしています。以前、患者さんが倒れていた場所を伝えたら、「近くの○○アパートに独居の方が住んでいるので、その人ではないか」とそのアパートの管理会社の電話番号を教えてくれたこともありました。結果は見事的中で、管理会社を通じてご家族と連絡をとることができました。

（医療ソーシャルワーカー　牧・山口）

Q2

家族の連絡先がわからないとき、病院はどうやって調べるのですか?

本人情報はわかっても、家族の連絡先にたどり着けないケースはかなりあります。会社員であれば社員証や名刺、健康保険証から会社に問い合わせればわかることが多いのですが、ここ十数年、会社に聞いてもわからないケースを散見するようになりました。個人情報を伏せる傾向が高まっているご時世、所属する会社にすら自身の情報を明かしていない方が増えているのです。また、働き方が多様化してきて、会社等に所属していない人も増え、総じてご家族の連絡先（緊急連絡先）にたどり着けないケースが増加しています。

家族の連絡先がわからない場合もソーシャルワーカーに連絡が入り、先ほどの本人同定の流れで、まずは所持品を隈なく確認し、それでも見つからなければ考え得るところに片っ端から連絡をとって手を尽くします。

免許証などでお住まいがわかれば、不動産会社に連絡をとり、そこからご家族に連絡をとってもらうこともあります。高齢者ならば、まずは地域包括支援センター。ただ、地域包括支援センターは65歳未満の方の情報は持っていないので、64歳の青木さんについてはわからない可能性が高いです。

思わぬところから家族に連絡がとれる場合もあります。先日、外出先で倒れて搬送されてきた患者さんは、ご実家の住所だけ言えましたが、そのまま意識を失いました。地方出身で単身、仕事で東京に来られていたようです。もしかしたらということでＮＴＴ番号案内の「１０４」に電話をかけ、住所から電話番号を聞いたところ、登録されていて判明。ご家族に連絡がとれてすぐに駆けつけられ、最期の時間を一緒に過ごされました。

デジタル化が進んだ世の中ですが、家族の連絡先を知る決め手は、今もアナログなものであることが多いように思います。

（医療ソーシャルワーカー　牧・山口）

Q3 元気でいる今のうちにしておいたほうがいいことはありますか?

繰り返しになりますが、年齢にかかわらず、もしものときに連絡をとってほしい家族や友人の電話番号を書いたメモを、財布などわかりやすい場所に入れておいてください。

スマホ社会になってから、手帳を持ち歩く人が少なくなり、たとえ手帳は持っていても、アドレス帳はスマホで管理。スマホのロックが外せない以上、手も足も出ません。結局、緊急時に連絡をとってほしい人に行き着く最も早い方法は、昔も今もメモ書きです。

よく自宅の冷蔵庫に緊急の連絡先メモを貼ってあると言われるのですが、それが有効なのは家の中で倒れたときのみ。人間、どこで倒れるかわかりませんから、ぜひそのメモを財布の中にも入れて、どこへ行くときも携帯するとよいでしょう。
また、会社員ならば、少なくとも自身が所属する会社に対しては、緊急連絡先を含めた情報を正確に知らせておくことは必須です。
かかりつけの医療機関の診察券は、通院日以外でも、常に持ち歩くようにしてください。緊急時の処置や検査、治療方針を決める際に、持病や既往歴、内服薬情報を医療機関同士で速やかにやりとりでき、スムーズに治療を開始できるからです。ただ、その際、町のクリニックのものだけだと土日休診、平日も18時以降は電話が通じないなどの制約があるため、できれば土日や夜間も機能している少し大きめの病院のものもあるとよいと思います。

（医療ソーシャルワーカー　牧・山口）

私は　山田太郎　です
電話　090-XXXX-XXXX
家族　妻　花子　080-YYYY-YYYY
　　　娘　幸子　090-ZZZZ-ZZZZ
持病　高血圧　糖尿病（○×病院に通院）
薬　アムロジピン　5mg　朝
　　メトホルミン　250mg　朝晩

Column
AEDの使い方

「もしも」のときは、勇気を出して あなたがＡＥＤの蓋を開けてください

ＡＥＤは心臓に「電気ショック」をかける機器です。不整脈（心室細動や心室頻拍）が原因で心臓が止まった場合、心臓マッサージも大事ですが、いかに早く電気ショックを行えたかで助かる可能性が格段に変わります。

もちろん、救急車にも電気ショックをかける機器が積まれており、救急隊員も現場に到着後すぐに行います。ですが、倒れてから救急車が到着するまでには数分から10分程度（２０２１年の全国平均９・４分）を要し、救急車が来てからでは、心停止から既に10分近く経過していることが多いのです。

もし、救急車到着前にＡＥＤを使うことができれば、最初の電気ショックまでの時間をぐっと短くすることができ、命が助かる

可能性とともに、後遺症を防ぐ可能性も上げられます。つまり、不整脈が原因で心臓が止まってしまった方に関しては、心停止直後、いかに早く電気ショックをかけられたかがその後を左右するといっても過言ではないのです。

では、日本ではどのくらいＡＥＤが使われているのでしょうか。２０１９年に日本から出された論文によると、電気ショックが適応になる心停止患者さんのうち、３割が救急搬送前に一般市民によるＡＥＤ処置を受けていました。20年前は1割にも満たなかったのですが、ＡＥＤ設置場所の拡大と普及活動に伴い、使用率は近年、徐々に増加傾向にあります。

ところで、ＡＥＤの設置場所はご存じですか？　学校や公民館、駅などの公共施設、また、規模の大きいマンションの共有スペースなどに設置されています。「日本全国ＡＥＤマップ」というアプリなど設置場所を調べるツールもありますので、もしものとき

Column

に備えて自宅の最寄りや通勤・通学途上に設置されているＡＥＤの場所を調べておくとよいでしょう。

設置場所は知っているけれど使い方がわからない、さらには、他人に電気ショックをかけるなんて恐ろしい……と思う方もいるかもしれません。ＡＥＤは蓋を開けると自動で音声が流れ、非医療者でも使用できる作りになっています。いざというときに冷静に対処できるか不安な方は、地域の消防署で一般市民向けに講習を行っていますので、一度受講してみることをお勧めします。また、YouTubeにＡＥＤの使い方を解説したさまざまな動画がアップロードされていますので、活用してみるのもよいでしょう。

非医療者の皆様がＡＥＤを使用する機会が増えることで、助けられる命が確実に増えます。ぜひＡＥＤの設置場所を確認し、もしものときは勇気を出してＡＥＤの蓋を開けてください。（医師　白崎）

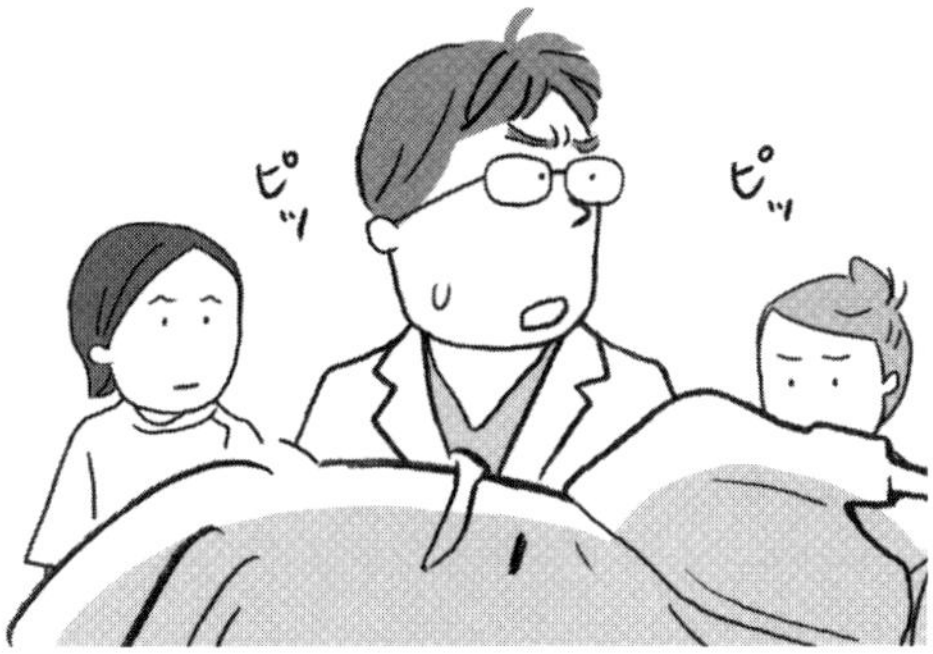
ピッ
ピッ

CASE 3

高齢の母が危険な状態。救命処置について家族で意見が分かれたら、どうしたらよいのか？

［症例］自宅で意識障害の状態で発見された88歳女性。救急隊が到着した際には血圧が測定できず、重症な疾患であることが予想された。救命救急センターへ搬送された後、医師から「気管挿管なども含めた高度な処置について希望されますか？」と聞かれるが、ここで長男と長女で意見が食い違ってしまう。「できる処置はすべてやってください」と言ったほうがよいのか？　家族間で意見が違ったときにはどうしたらよいか？

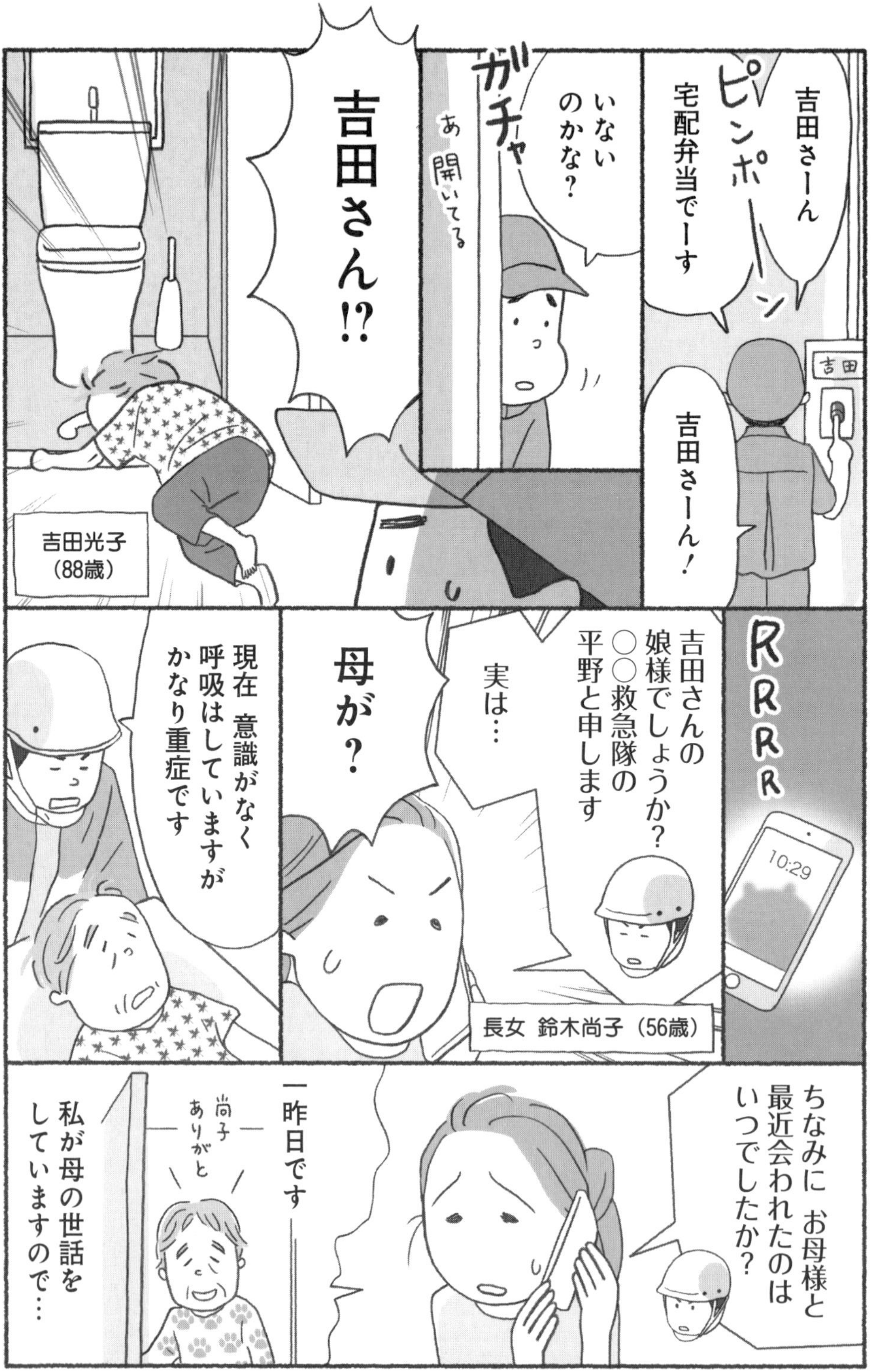
吉田さーん
ピンポーン
宅配弁当でーす
吉田
吉田さーん！
いないのかな？
ガチャ
あ 開いてる
吉田さん!?
吉田光子（88歳）
RRRR
10:29
吉田さんの娘様でしょうか？ ○○救急隊の平野と申します
実は…
母が？
長女 鈴木尚子（56歳）
現在 意識がなく呼吸はしていますがかなり重症です
ちなみに お母様と最近会われたのはいつでしたか？
一昨日です
尚子ありがと
私が母の世話をしていますので…

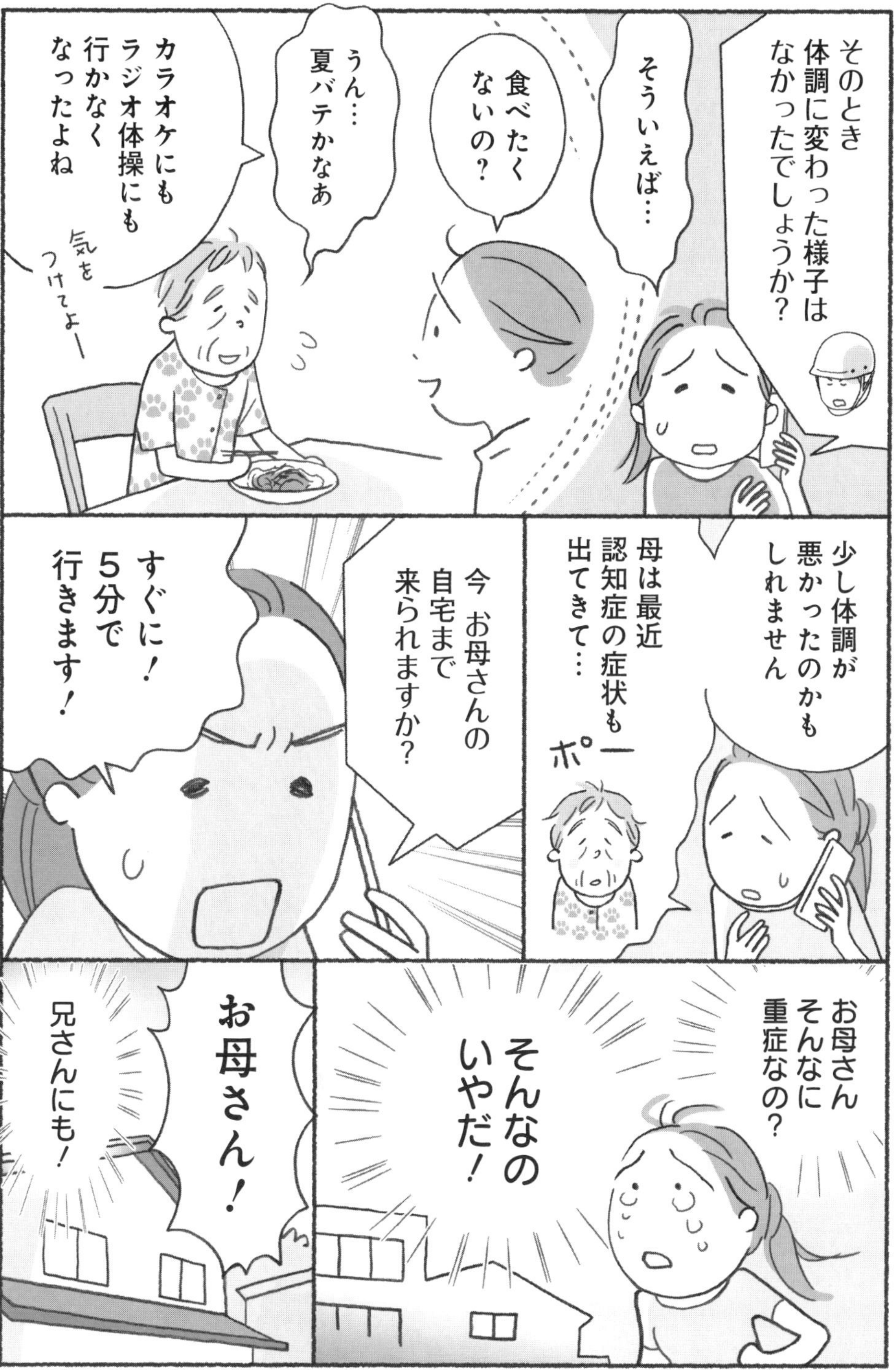
そのとき体調に変わった様子はなかったでしょうか？
そういえば…
食べたくないの？
うん…夏バテかなあ
カラオケにもラジオ体操にも行かなくなったよね
気をつけてよー
少し体調が悪かったのかもしれません
母は最近認知症の症状も出てきて…
ポー
今 お母さんの自宅まで来られますか？
すぐに！ 5分で行きます！
お母さんそんなに重症なの？
そんなのいやだ！
お母さん！
兄さんにも！

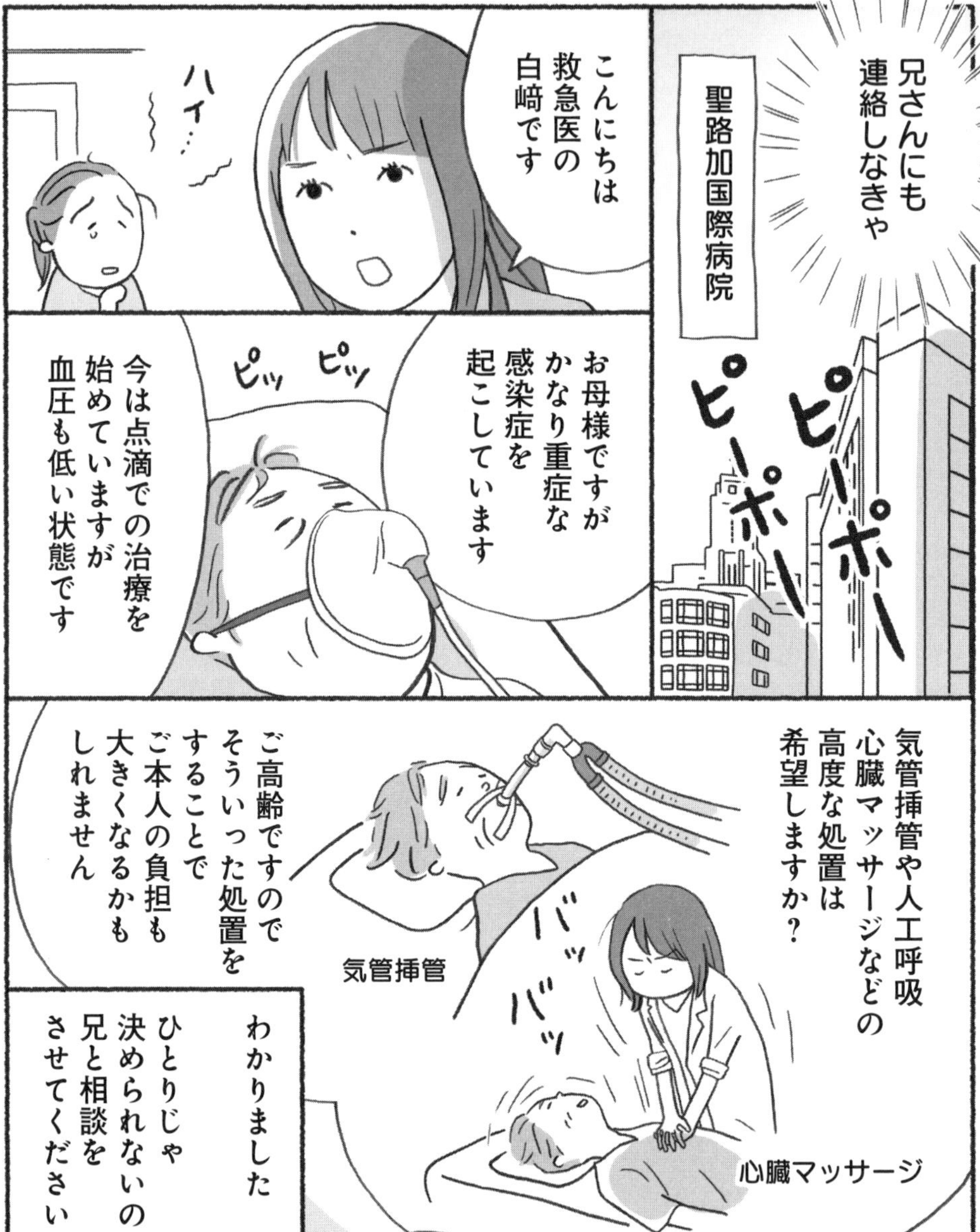
兄さんにも連絡しなきゃ
聖路加国際病院
ピーポーピーポー
こんにちは救急医の白崎です
ハイ…
お母様ですがかなり重症な感染症を起こしています
ピッ ピッ
今は点滴での治療を始めていますが血圧も低い状態です
気管挿管や人工呼吸心臓マッサージなどの高度な処置は希望しますか？
ご高齢ですのでそういった処置をすることでご本人の負担も大きくなるかもしれません
気管挿管
バッバッ
心臓マッサージ
わかりましたひとりじゃ決められないので兄と相談をさせてください

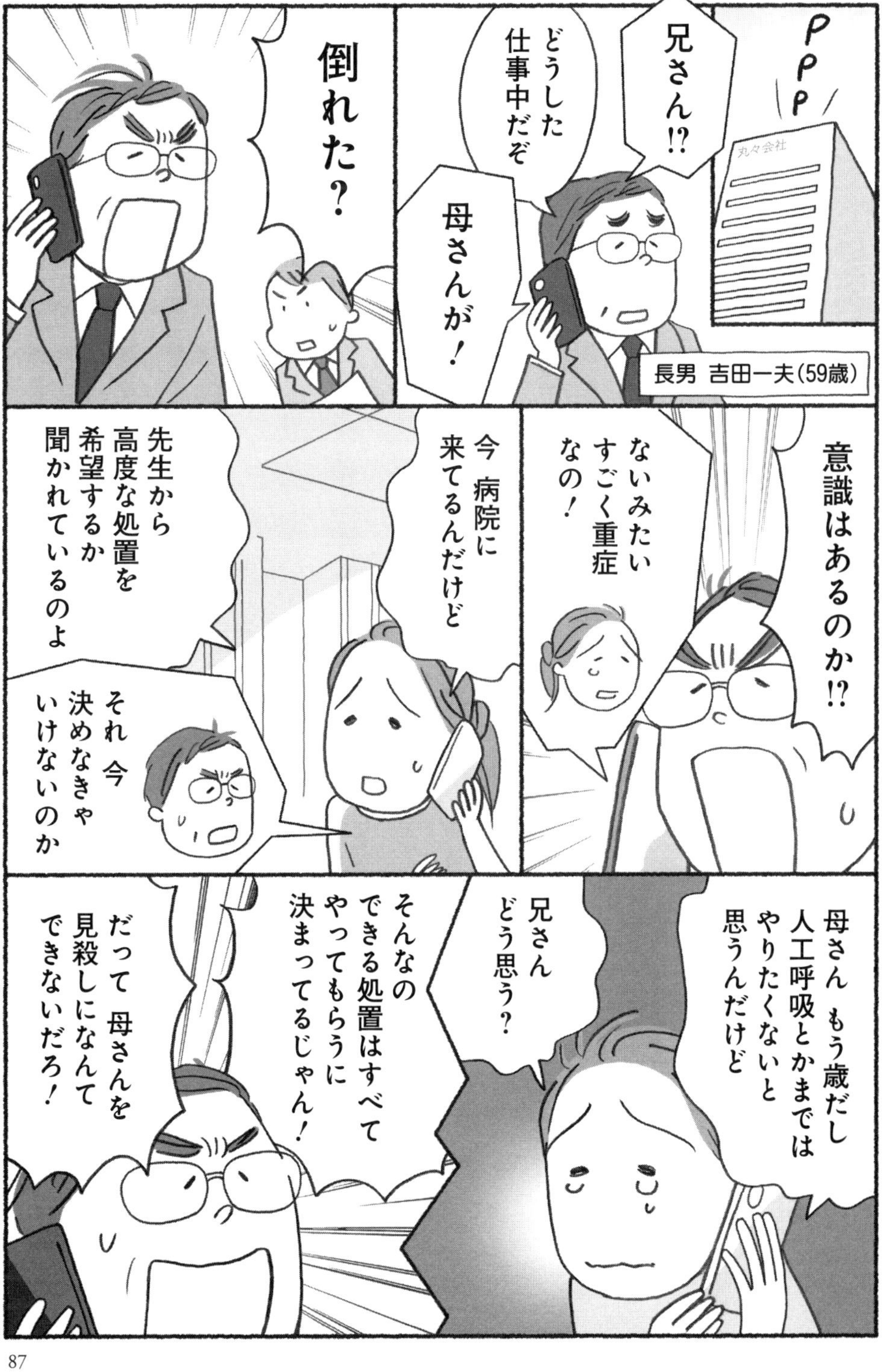
PPP
丸々会社
兄さん!?
どうした
仕事中だぞ
母さんが！
長男　吉田一夫（59歳）
倒れた？
意識はあるのか!?
ないみたい
すごく重症
なの！
今 病院に
来てるんだけど
先生から
高度な処置を
希望するか
聞かれているのよ
それ 今
決めなきゃ
いけないのか
母さん もう歳だし
人工呼吸とかまでは
やりたくないと
思うんだけど
兄さん
どう思う？
そんなの
できる処置はすべて
やってもらうに
決まってるじゃん！
だって 母さんを
見殺しになんて
できないだろ！

Q1

本人（患者さん）の意思が確認できない状態で、家族間で意見が分かれたら、どうすればよいですか？

突如重病に倒れ、意識を失った親の今後について、残された子どもの間で意見が分かれるケースは少なくありません。ただ、このとき最も大切なことは、家族の意見ではなく、患者さん本人の意思です。その本人の意思がわからない場合、これまで時間を共にしてきたあらゆる場面を思い出しながら、本人の意思がどこにあるかを家族で話し合ってみましょう。

すんなり決まるのは、普段から本人が自らの死生観について明言していた場合です。ことあるごとに「私はいざというときには心臓マッサージはしなくていいからね」と言っていた（逆もまた然り）ならば、家族も納得できると思います。

タレントのロンドンブーツ1号2号の田村淳さんは、看護師をしていたお母様から毎年、淳さんの誕生日に「延命治療はしないでほしい」と言われていたそうです。医療者であったお母様は、おそらくさまざまな「そのとき」を自身の目で見てきたのでしょう。その中で、ご自身の「死生観」を自然に形成し、それを息子や家族に伝えておくことこそが愛情表現だと気づいておられたのだと思います。

その後、肺がんを患ったお母様は、一切の延命治療や手術を希望せず、身辺整理を完璧に済ませ、亡くなられました。この経験を経て、淳さんは忙しいタレント活動の傍ら、「死」についての研究を大学院で進め、２０２１年に修士課程を修了されたそうです。

このようなケースはひとつの形ですが、残念ながら、現実的にはそう多くありません。患者さん本人と意思疎通がとれない中、医療者の仲介で話し合いを開始することがしばしばです。その際の目的は、あくまでも本人は何を希望するだろう、という「推定意思」を導き出すことです。（医師　亀谷航平）

Q2

推定意思にたどり着くにはどうすればよいでしょうか？

いざというときに「どこまでの治療を望むか」を元気なうちに家族で話し合い、共有しておくのが理想です。しかし、日本ではまだ、そうした話し合いをされているご家庭は少ないのが実情です。救急搬送先の医療現場で決めなければならない場合は、家族や近親者だけでなく、医療者を交えて一緒に決めていくのがよいでしょう。

人間が重病に陥ったとき、その時点ですでに7割の確率で自分の意思を言葉にすることができなくなっていると言われています。つまり救急搬送されたときには、本人は意思を伝えられないケースがほとんど。そんなときはまず「本人だったらどう思うだろう」と患者さん本人になって考えてみることに徹してください。

これまでに、ふとした瞬間に死生観に言及していたことがありませんでしたか？

たとえば……

・救命救急センターで全力の蘇生行為を受けるテレビドラマの場面を観て、「私はこうはなりたくないな」と漏らしていたのを聞いた。

・別の親族が亡くなった際に救命処置をされ（またはされず）、「やらなきゃよかった」（または「してあげればよかった」）と言っていた。

主役は病気になった患者さん本人であり、家族はあくまでも脇役。もちろん最終的には家族が決めるわけですが、家族だけが「決断」の責任を負うと思わないでください。医療者と一緒に決めていくという在り方が、実は非常に重要です。

ただし、これは医療者の見解に従うという意味ではありません。ときに医学的な事実を提示しながら、医療者が救命処置をしない方向に話を持っていくケースを見受けますが、私はしないほうがよいと思っています。

私が患者さん本人の推定意思を引き出すために、ご家族によく投げかける質問があります。

「お母様（またはお父様、など）はどのような方ですか？　目元がとても優しそうな方だなという印象を持ちました」

「もしよろしければ、お母様（またはお父様、など）のお人柄をお聞かせいただけませんでしょうか。私たちもどのような方なのか知っておきたいのです」

すると、重い話題に口を閉ざしていたご家族が、堰を切ったように患者さんの人柄を表す昔のエピソードを話し始めます。「母は本当に優しい人で、私たちに怒ったことがありません」「父は厳しい人でしたが、文句一つ言わず私たちを大事に育ててくれました」など。このような形で、医療者が家族の間に入ることで、患者さん自身を主役として、その人ならどう言うだろうか、というところに着地しやすくなることが往々にしてあるのです。

また、過去に別のご親族が亡くなった際の状況をうかがうこともあります。

「失礼ですが、（患者さんの）お母様が心筋梗塞でお亡くなりになったとうかがいました。そのとき心臓マッサージなどの救命処置はされましたか？」

そうした局面で救命処置をしなかった（した）場合、その意思決定に患者さん自身が関わっていたならば、推定意思を導くヒントとなることがあります。

過去のさまざまな出来事の中での患者さん本人のつぶやきや対処を思い返し、「推定意思」を導き出すことを何より優先させてみてください。そのうえで、医療者と一緒に治療方針を決定していきましょう。

（医師　亀谷）

Column
救命処置の方針書類

救命処置についてある程度の方針が固まったら、その意思の確認として、ほとんどの場合、医療施設は書面を残します。

「もしものとき救命処置を希望しますか？　はい・いいえ」

または

「次のうち希望される処置には○を、希望しない処置には×を記入してください」

という形が一般的です。いずれかを選択し、最後にサインを求められます。

ここで重要なことは、3つです。

①サインをしても、それは今後内容を覆せないわけではなく、いつでも意思を変更することができます。

②たとえ「救命処置をしない」を選択しても、その後の治療に大

きな違いが出るわけではありません。もちろん「亡くなりそうになっても何も医療行為をしない」という意味では決してありません。③終末期の医療行為は、家族だけが「決断」の責任を負うというより、医療者と話し合いながら決めていくのがよいでしょう。

ここからは、高度な救命処置を希望された場合とされなかった場合、それぞれにどのような治療がなされるのかの一例を示します。（医師　亀谷）

高度な救命処置を希望した場合

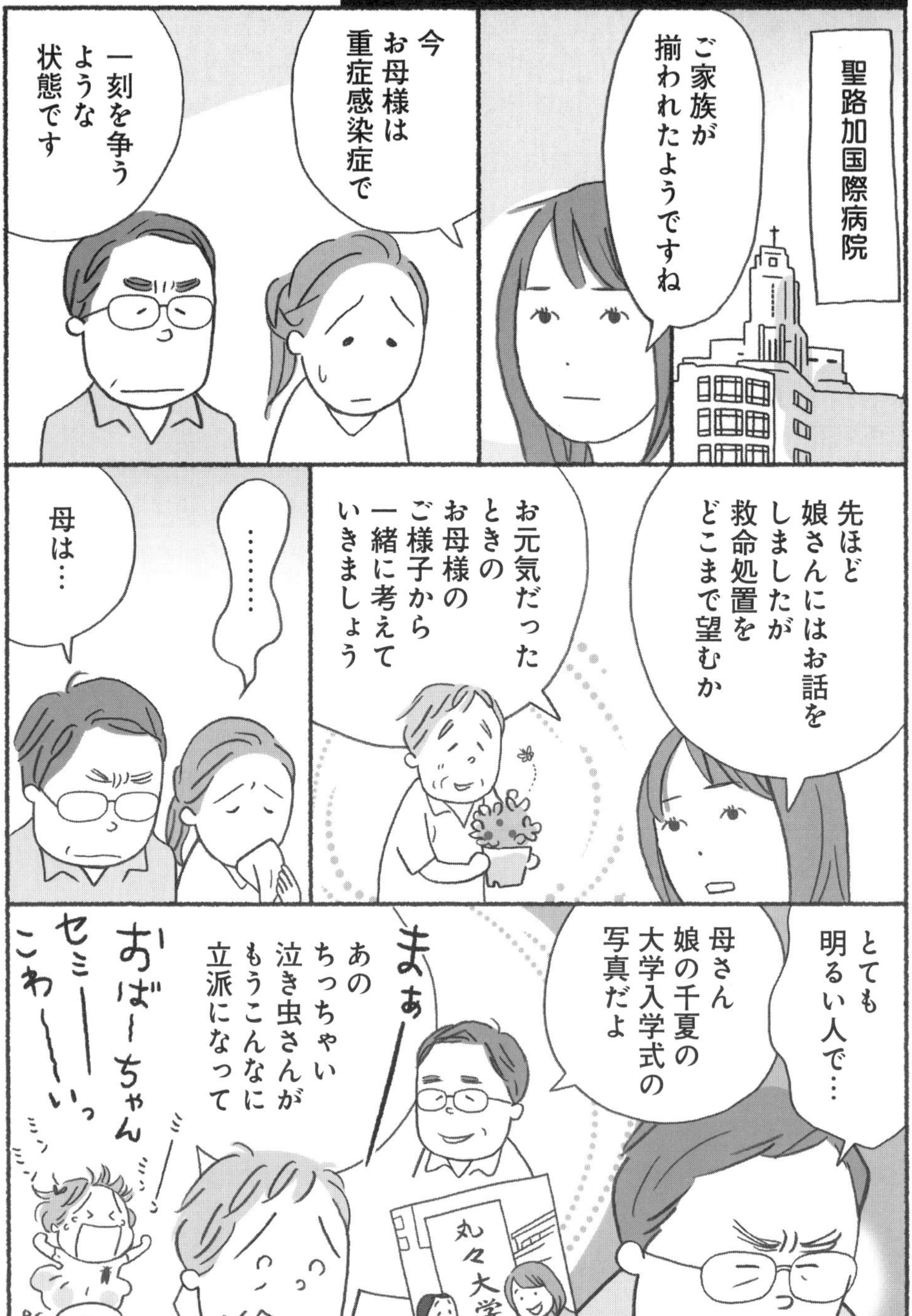

聖路加国際病院
ご家族が揃われたようですね
今 お母様は重症感染症で
一刻を争うような状態です
先ほど娘さんにはお話をしましたが救命処置をどこまで望むか
お元気だったときのお母様のご様子から一緒に考えていきましょう
………
母は…
とても明るい人で…
母さん娘の千夏の大学入学式の写真だよ
まぁ—
あのちっちゃい泣き虫さんがもうこんなに立派になって
おば～ちゃん
セミ——
こわ～いっ
丸々大学入学式

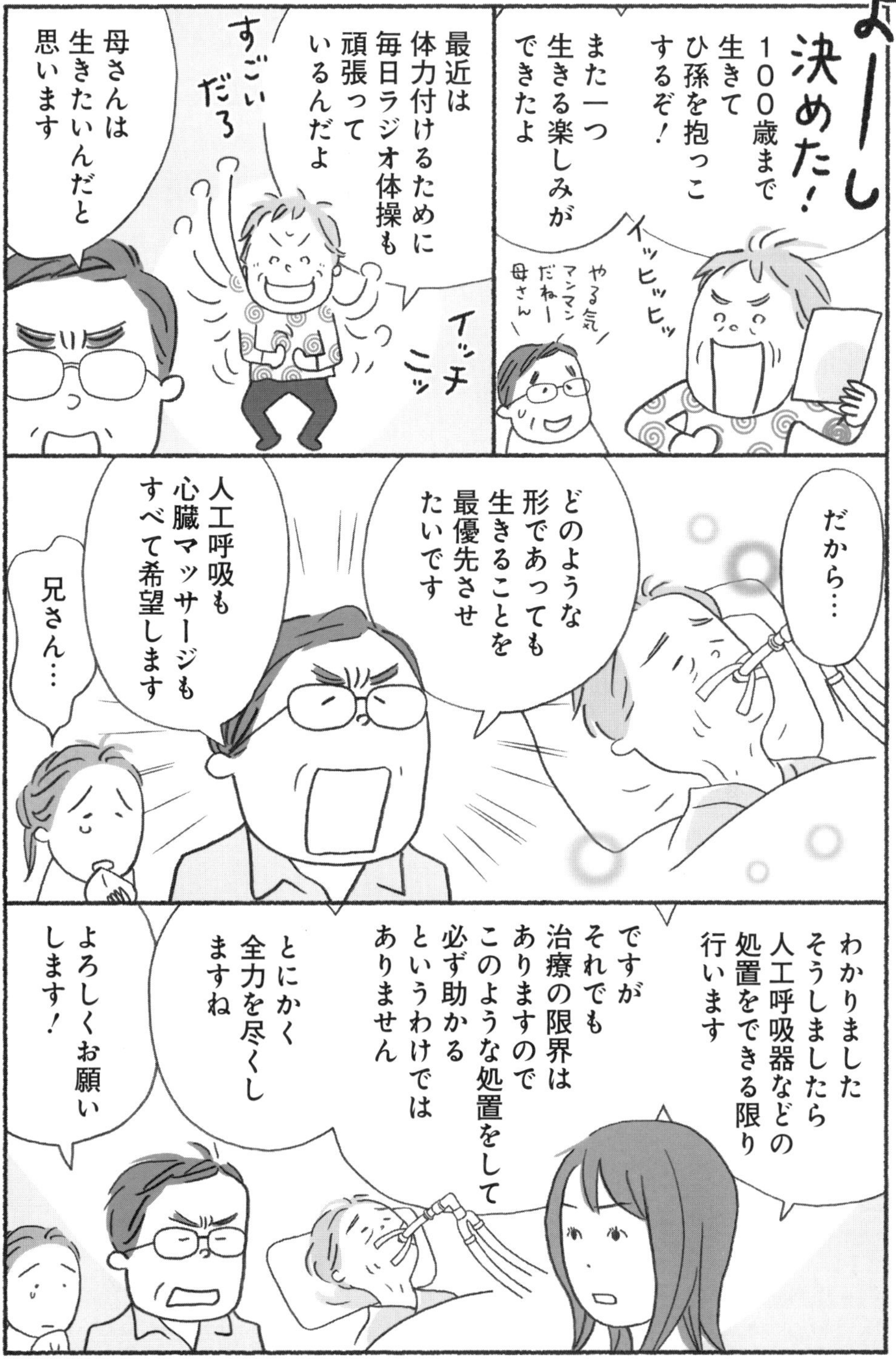
よーし
決めた！
１００歳まで生きてひ孫を抱っこするぞ！
また一つ生きる楽しみができたよ
イッヒッヒッ
やる気マンマンだねー母さん
最近は体力付けるために毎日ラジオ体操も頑張っているんだよ
すごいだろ
イッチニッ
母さんは生きたいんだと思います
だから…
どのような形であっても生きることを最優先させたいです
人工呼吸も心臓マッサージもすべて希望します
兄さん…
わかりましたそうしましたら人工呼吸器などの処置をできる限り行います
ですがそれでも治療の限界はありますのでこのような処置をして必ず助かるというわけではありません
とにかく全力を尽くしますね
よろしくお願いします！

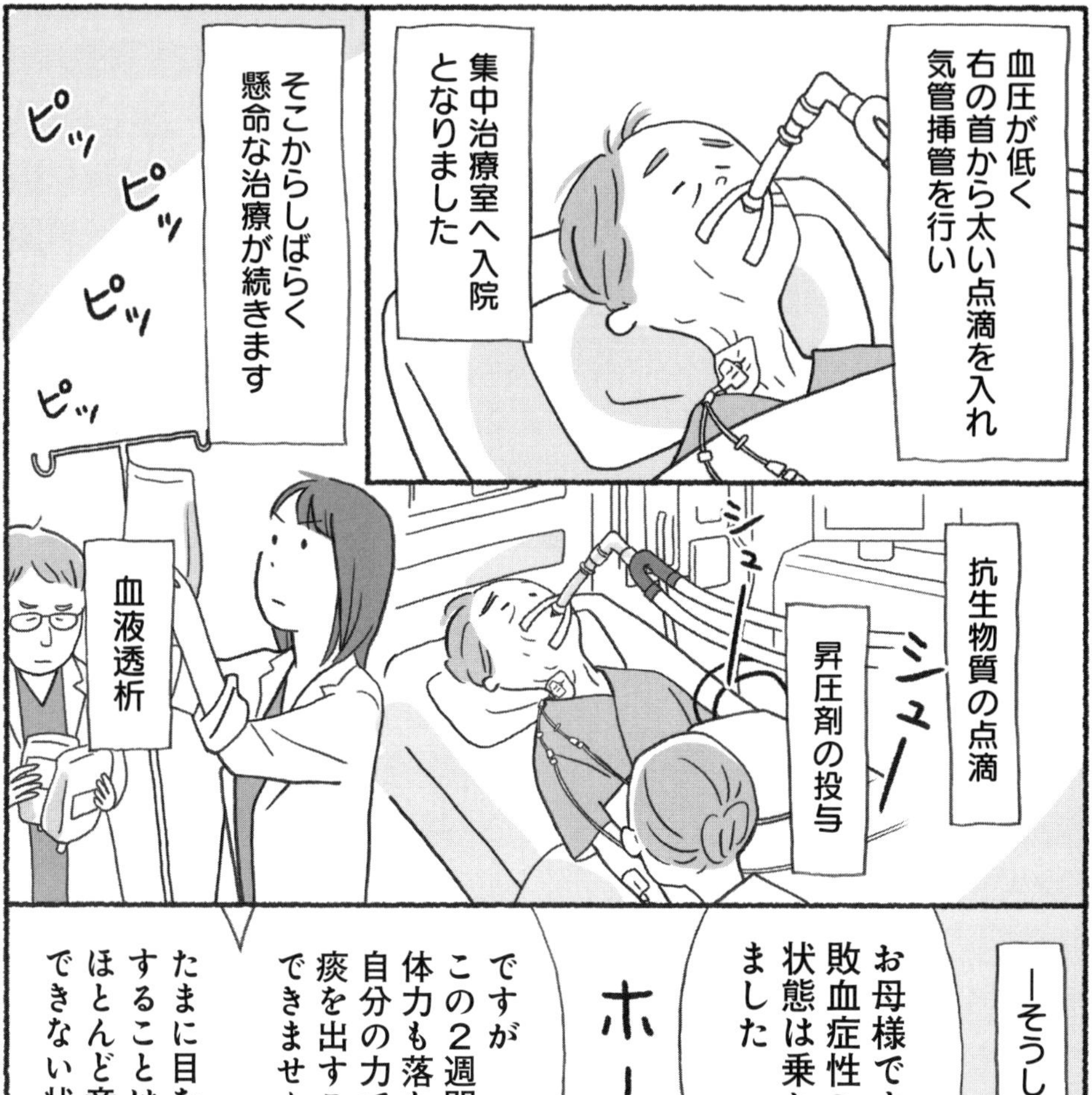

血圧が低く右の首から太い点滴を入れ気管挿管を行い
集中治療室へ入院となりました
そこからしばらく懸命な治療が続きます
ピッ ピッ ピッ ピッ
抗生物質の点滴
昇圧剤の投与
シュー シュー
血液透析
—そうして 2週間後
お母様ですが敗血症性ショックの状態は乗り越えました
ホーーッ
ですがこの2週間で体力も落ちてしまい自分の力で痰を出すことができません
たまに目を開けたりすることはできますがほとんど意思疎通もできない状態です

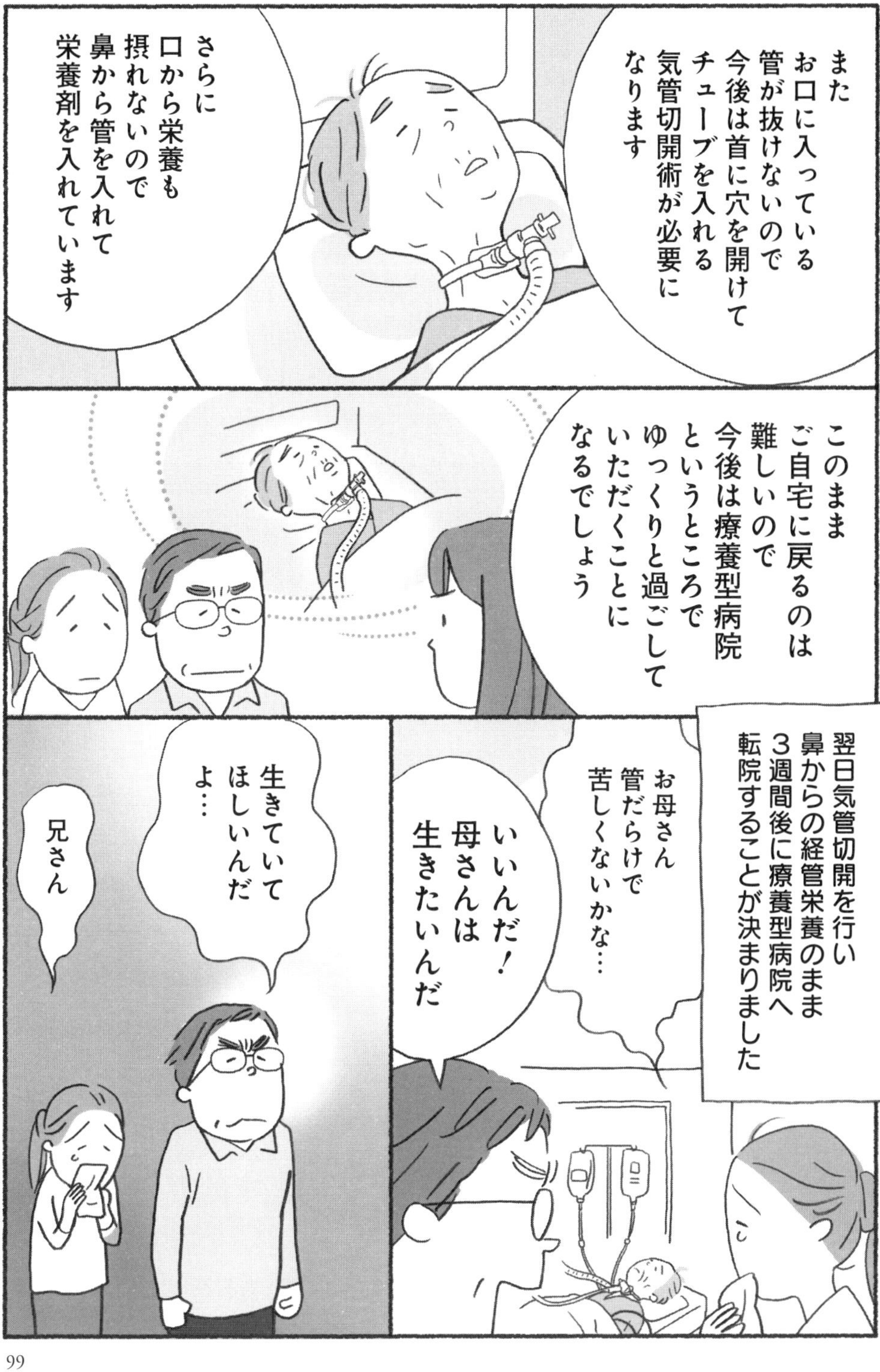
また お口に入っている 管が抜けないので 今後は首に穴を開けて チューブを入れる 気管切開術が必要に なります
さらに 口から栄養も 摂れないので 鼻から管を入れて 栄養剤を入れています
このまま ご自宅に戻るのは 難しいので 今後は療養型病院 というところで ゆっくりと過ごして いただくことに なるでしょう
翌日気管切開を行い 鼻からの経管栄養のまま 3週間後に療養型病院へ 転院することが決まりました
お母さん 管だらけで 苦しくないかな…
いいんだ！ 母さんは 生きたいんだ
生きていて ほしいんだ よ…
兄さん

Q3

「救命処置をすべて希望します」の後はどうなりますか？

救命処置とは、命を救うために行うすべての処置を意味します。たとえば、気管挿管、人工呼吸、心臓マッサージ、人工心肺、昇圧剤の使用などです。たくさんの機械や薬を使う治療のため、患者さん本人の身体に負担の大きい治療でもあります。これらはすべて、心臓が止まってしまわないために行う処置です。

とはいえ、これらを行っても必ずしも命が助かるとは限りません。また、かろうじて命は助かったとしても重い後遺症が残り、今後、医療機器や薬がないと生きられない、元通りの生活に戻れない、といった患者さんも多くいらっしゃいます。

気管切開によって喉に管が入ったままの状態になったり、口から食べられなくなって鼻から栄養剤（経鼻栄養）を永続的に入れなければならなくなったり、直接胃に栄養を送り込む胃瘻を作ったり。また、寝たきりになると床ずれができてしまうため、１日に何度も軟膏を塗る処置が必要になったりもします。命が助かることはとても重要ですが、誤解を恐れずに言うと、命が助かったら万々歳というわけにはいかない、その後の現実があることも知ってほしいと思います。

（医師　白﨑）

Column
ERの現実

「何でもしてください」の言葉が意味すること

私たちは救急搬送で最初に運び込まれる初療室（ＥＲ）に勤務しています。ＥＲは侵襲的な処置はもちろん、あらゆる手を尽くして、消えかけた命の灯を何とか復活させるべく、奮闘する現場です。

そんな場所なので、日々、呼吸状態や心臓の動きがとても悪く、このままだと生命維持が難しいといった患者さんも多く搬送されてきます。こうした患者さんのご家族からはよく「何でもやって救命してください！」と言われます。

こうした局面で時々感じるのは「何でもしてください！」の真意は必ずしも言葉通りであるとは限らないということです。たとえば、要介護5で高齢者施設に入居している父親の呼吸が苦しそうなので救急車を呼んだ、という状況で、家族から「できることはすべてやって助けてください！」と伝えられるケースを例にとってみます。

私たちにとって救命のために「何でもする」とは、胸骨圧迫や気管挿管、人工心肺など、ありとあらゆる方法を講じて命を救うことです。痛みや苦しみを伴う治療も多くあります。そうやって取り留めた命は、その後、以前と同じように元気になるとは限らず、大きな後遺症を残す可能性もあります。もちろん、患者さんご自身がそれでも一命を取り留めることを望むならよいのですが、かなりご高齢で自然の成り行きの中で呼吸が荒くなっているような状況において、ご本人は本当はそこまでの高度な治療を望んでいないことがあります。さらに言うと、「何でもして父を助けて」とおっしゃったご家族に関しても、人工呼吸器などの治療までは望んでいないことも。

既に、病院に到着したご家族に医師からの病状と治療などの説明をすると、「そこまでは望んでいない。ただ、父の苦しみを和らげてほしかったんです」ということがしばしばあります。

このように「救命処置を何でもしてほしい」という言葉は、そのままの意味のこともあれば、真意とは少し違う場合もあるのだなと感じます。そのままの意味だとして、救命処置といわれる医療行為をすべて行うことが、必ずしもそのときの状況の患者のためにはならない現状もあります。突然の急変で家族も気が動転している中「救命処置を行うか？」と聞かれれば、「とりあえず何でもしてください！」と答えるのは無理はないのかもしれません。

しかし「何でもしてください」はときに患者本人や、その言葉を伝えた家族（代理意思決定者）の真意・希望とはかけ離れた状況にもなりかねないと思う場面が多々あります。もちろん私たち医療者は、患者さんやご家族に十分に状況を説明し、よりよい選

Column

択ができるように尽くしますが、「何でもする」は誰に対する何のための医療行為なのか？　それは患者さん本人の意思なのか？　ということにいつでも立ち返り、考えていくことが大切だと思います。

（看護師　佐野成美／医師　白﨑）

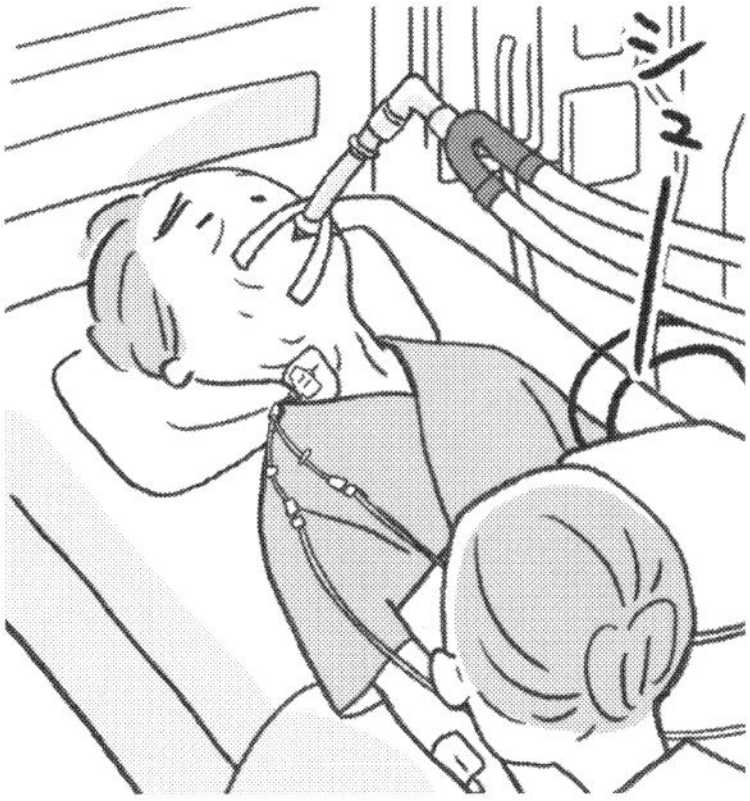

Q4

救命処置で命は助かったものの、医療依存度が上がり自宅に戻れません。その後はどうなりますか？

意識が戻り、リハビリによる効果が期待できる状態になれば、リハビリ病院に転院して日常生活に戻るためのリハビリを続けます。ただ、吉田さんのケースは、一命は取り留めたものの意識が戻らないため、リハビリができる病状ではありません。気管切開による痰吸引と経鼻栄養を続けるため、療養型病院への転院になります。

療養型病院は、急性期の治療を終えて病状がある程度落ち着いた人の「現状維持」のための病院です。気管切開をしていて1日8回以上の痰吸引を行うとか、人工呼吸器管理が必要など、急性期治療からの医療行為を引き続き行います。一定の医療行為を継続しながら、患者さんにゆっくりと過ごしていただくような病院ですが、急変した際の処置については制限がある場合もあります。具体的には心臓が止まったときの心臓マッサージや、新たな医療行為として人工呼吸器を再装着するといった高度な医療介入はできない場合が多いです。また、入院期間は基本的に最大6カ月。6カ月経つと同様の療養型病院への転院になります。療養型病院同士が連携していることもあるので、別の病院に移って、半年後戻ってくるといったことを繰り返すケースもあります。

療養型病院の入院患者さんは、気管切開していたり酸素吸入をしたりしているなど医療ニーズの高い方々なので、病室で皆で和気あいあいと交流している入院風景とは少し異なるかもしれません。ですが、一命を取り留めた後の患者さんにとって、苦痛を和らげる治療を続けながら、残された時間を最大限ご家族と過ごしていただくためには、療養型病院へ転院することがベターな選択となることもあります。

しかし、そんな療養型病院の費用は、1割負担の高齢者でも月額12〜

13万円以上はかかります。働き盛りの年代だと3割負担なので安くても月に17〜18万円ほど。家計に重くのしかかってくる金額です。

一方、吉田さんのケースとは異なりますが、医療依存度は低いものの、さまざまな事情で自宅退院が難しく介護メインの場合は、施設を選択することになります。施設は公的な施設と民間の施設があって内容はさまざまです。

公的な施設には、特別養護老人ホーム（特養）、介護老人保健施設（老健）などがあります。費用は、収入により異なりますが、おおむね特養が月額約8〜13万円プラス雑費。

高齢者の民間施設は有料老人ホーム、サービス付き高齢者向け住宅など目的も設備もさまざま。民間が運営しているので費用は高めで、中には高級ホテルのような高価な施設もあります。施設によって医療ケアやリハビリ介入の対応は異なります。ご自身やご家族の希望に沿った施設を選択しましょう。

（医療ソーシャルワーカー　牧・山口）

CASE 3

高度な救命処置を望まない場合

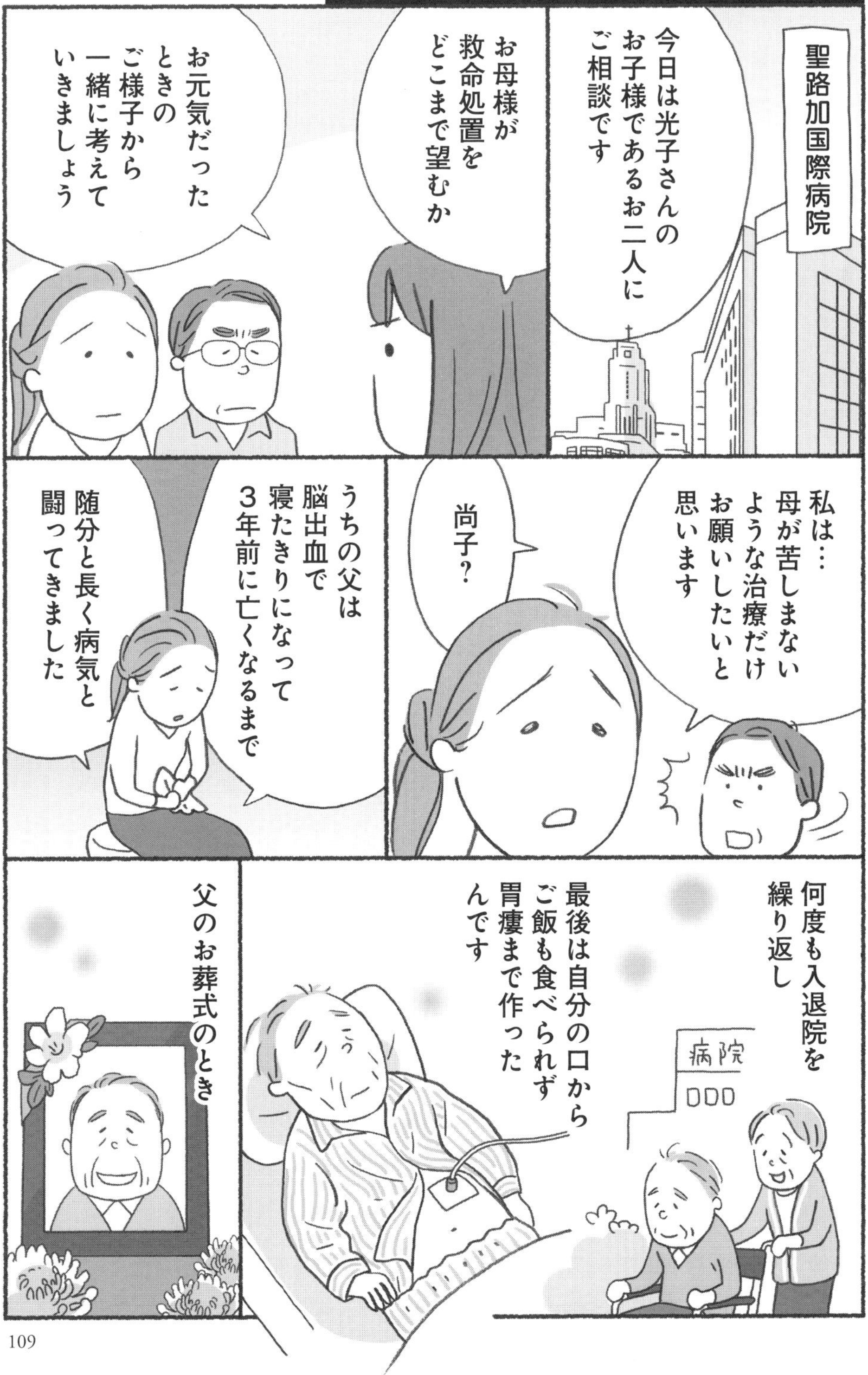

聖路加国際病院
今日は光子さんのお子様であるお二人にご相談です
お母様が救命処置をどこまで望むか
お元気だったときのご様子から一緒に考えていきましょう
私は…母が苦しまないような治療だけお願いしたいと思います
尚子？
うちの父は脳出血で寝たきりになって3年前に亡くなるまで
随分と長く病気と闘ってきました
何度も入退院を繰り返し
病院
最後は自分の口からご飯も食べられず胃瘻まで作ったんです
父のお葬式のとき

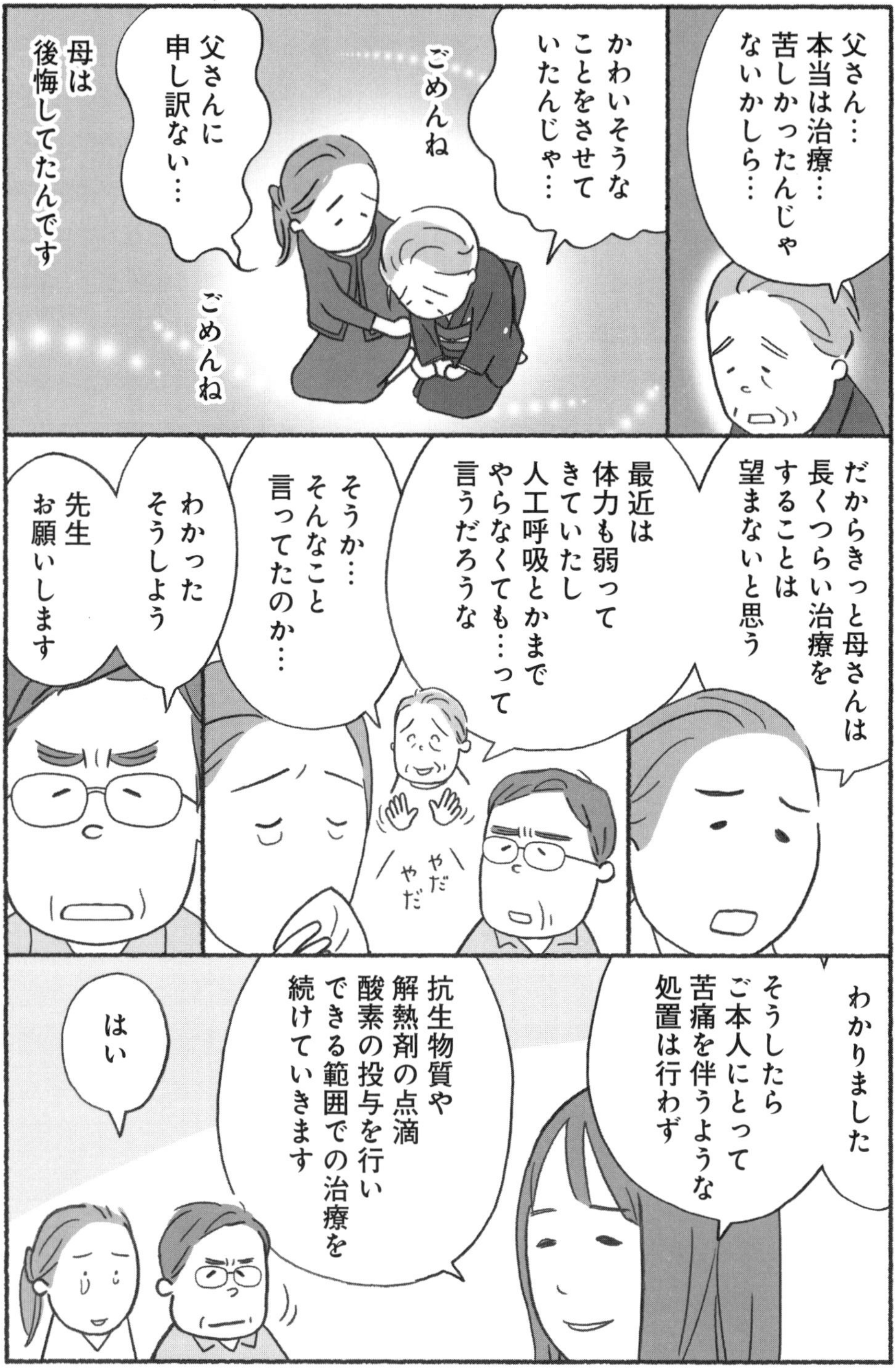

父さん…本当は治療…苦しかったんじゃないかしら…
かわいそうなことをさせていたんじゃ…
ごめんね
父さんに申し訳ない…
ごめんね
母は後悔してたんです
だからきっと母さんは長くつらい治療をすることは望まないと思う
最近は体力も弱ってきていたし人工呼吸とかまでやらなくても…って言うだろうな
やだ やだ
そうか…そんなこと言ってたのか…
わかった そうしよう
先生お願いします
わかりました
そうしたらご本人にとって苦痛を伴うような処置は行わず
抗生物質や解熱剤の点滴酸素の投与を行いできる範囲での治療を続けていきます
はい

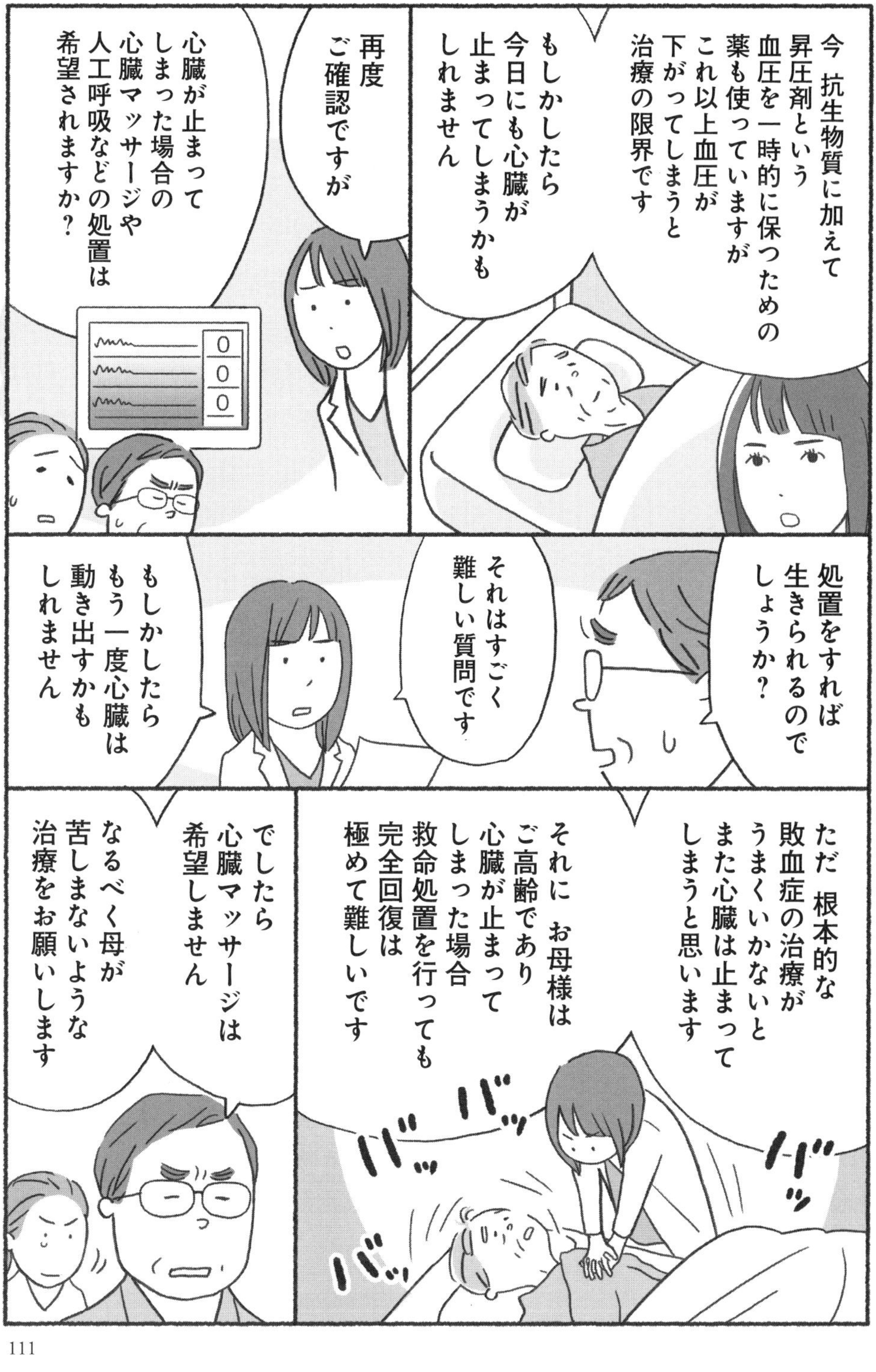
今 抗生物質に加えて昇圧剤という血圧を一時的に保つための薬も使っていますがこれ以上血圧が下がってしまうと治療の限界です
もしかしたら今日にも心臓が止まってしまうかもしれません
再度ご確認ですが
心臓が止まってしまった場合の心臓マッサージや人工呼吸などの処置は希望されますか？
処置をすれば生きられるのでしょうか？
それはすごく難しい質問です
もしかしたらもう一度心臓は動き出すかもしれません
ただ 根本的な敗血症の治療がうまくいかないとまた心臓は止まってしまうと思います
それに お母様はご高齢であり心臓が止まってしまった場合救命処置を行っても完全回復は極めて難しいです
バッ
バッ
バッ
バッ
でしたら心臓マッサージは希望しません
なるべく母が苦しまないような治療をお願いします

高度な救命処置を望まないという選択をしても、実際はその必要性すらなく回復される方もいます。

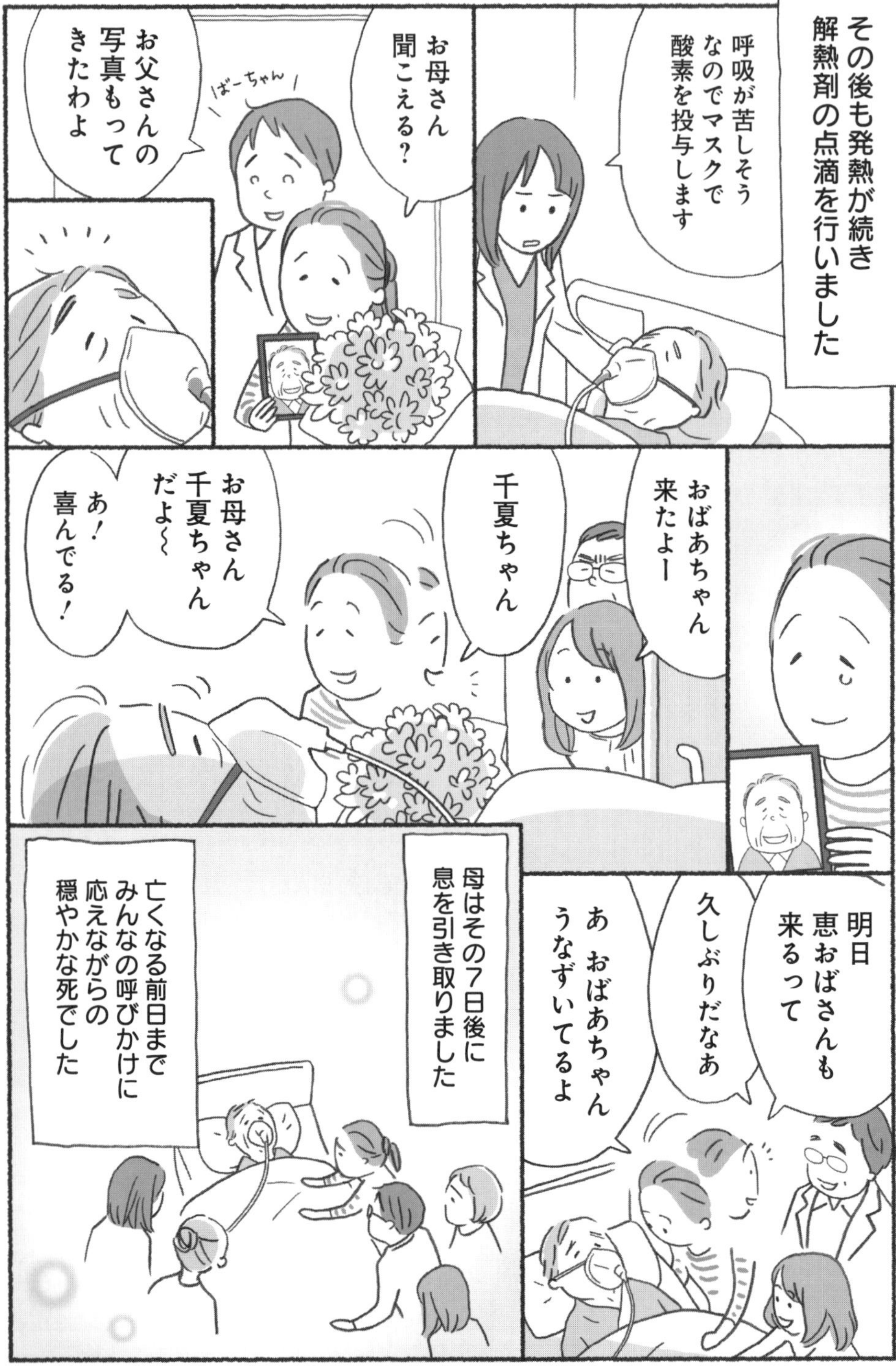
その後も発熱が続き解熱剤の点滴を行いました
呼吸が苦しそうなのでマスクで酸素を投与します
ばーちゃん
お母さん聞こえる？
お父さんの写真もってきたわよ
おばあちゃん来たよー
千夏ちゃん
お母さん千夏ちゃんだよ〜
あ！喜んでる！
明日恵おばさんも来るって
久しぶりだなあ
あ おばあちゃんうなずいてるよ
母はその7日後に息を引き取りました
亡くなる前日までみんなの呼びかけに応えながらの穏やかな死でした

Q5 高度な救命処置を希望しないと、どのような治療を受けることになりますか？

気管挿管などの高度な救命処置を選択しなかった場合でも、医師は決して治療を諦めるわけではありません。本人の病気の治癒、あるいは苦痛を取り除くためにできる限りの治療が続けられます。

苦しみを伴う侵襲的な治療はしなくとも、抗生物質の点滴や酸素投与などは行うことができますし、本人が痛みでつらいなら痛み止めを投与したり、熱があれば解熱剤を使ったりなど、できることはたくさんあります。結果的に救命処置を希望した場合と治療結果が変わらない場合も多々あります。

強調しておきたいことは、高度な救命処置を望むほうがよいか、望まないほうがよいか、に正解・不正解はないということです。また、治療経過も患者さんひとりひとり異なりますので、医療者でもその後の経過は予測が付きません。今回のケースでは救命処置を望まなかったから亡くなってしまった、というふうに場合によっては捉えられてしまうかもしれませんが、これはあくまでも一例です。同様のケースで生き延び、回復される患者さんも大勢いらっしゃいます。また、地域によって病院の機能などの医療事情も変わってきます。

大切なことは、患者さん自身が「納得いく（と思える）」選択をすること。そのために、いったん選択した後であっても、疑問や不安なことが生じたら、何度でも医療者と話し合ってほしいと思います。（医師　白﨑）

Q6

救命と逆行するかもしれない選択に、家族はどう向き合ったらよいですか？

生命が脅かされている状況では、まず第一には救命を考えるべきですが、それが必ずしも「正しい」とは言い切れない場合があります。この場合の「正しい」とは、「本人の意思に添っている」であったり、「残される家族の合意がとれている」であったり、さまざまな解釈ができます。私の好きな漫画に「『納得』は全てに優先するぜッ!!」という言葉がありますが、こうした場面における「正しい」とは、まさに「納得」ではないかと私は思うのです。

つまり、できるだけ当事者が望む形にするのがよいと考えます。こうした考えをベースにすると、心臓マッサージや気管挿管など、ご本人に負担がかかる救命処置ではない方法が選択されることもあり得るのです。

救命と逆行するかもしれなくても、家族や大切な人と合意していれば、もしくは、それが本人の意思に添っているならば、決して誤りではありません。もちろん、家族の死を容認する側面を持つ決断に、ご家族としては不安を拭えないでしょう。中には「自分が見殺しにしたのではないか」と自らを責め続けるご家族もいらっしゃいました。こうした難しい状況とご家族の葛藤を医師として何度も目にして、私自身、ずっと考え続けてきたことがあります。

肉親や配偶者を愛することは、「一分一秒でも長く生きてほしいと願うこと」とは必ずしも同義ではないということです。そうした究極の状況にあるときこそ、「本人ならどう思うか」を本人になった気持ちで考え抜く。それこそが「愛」だと思います。

それでも責任を感じてしまう場合、他のすでに亡くなったご家族のときはどうだったかを思い出してみてください。「おじいちゃんのときは心臓マッサージを何度もされて、しんどい思いだけさせてしまった……」など

と、ご本人がつぶやいていたことはありませんでしたか？　そうした記憶があれば、「今度はこうしてあげよう」と思える判断材料になります。本人の気持ちに寄り添う意思決定にたどり着くために、ご家族だけでなく、医師も交えて話してみてほしいと思います。

（医師　亀谷）

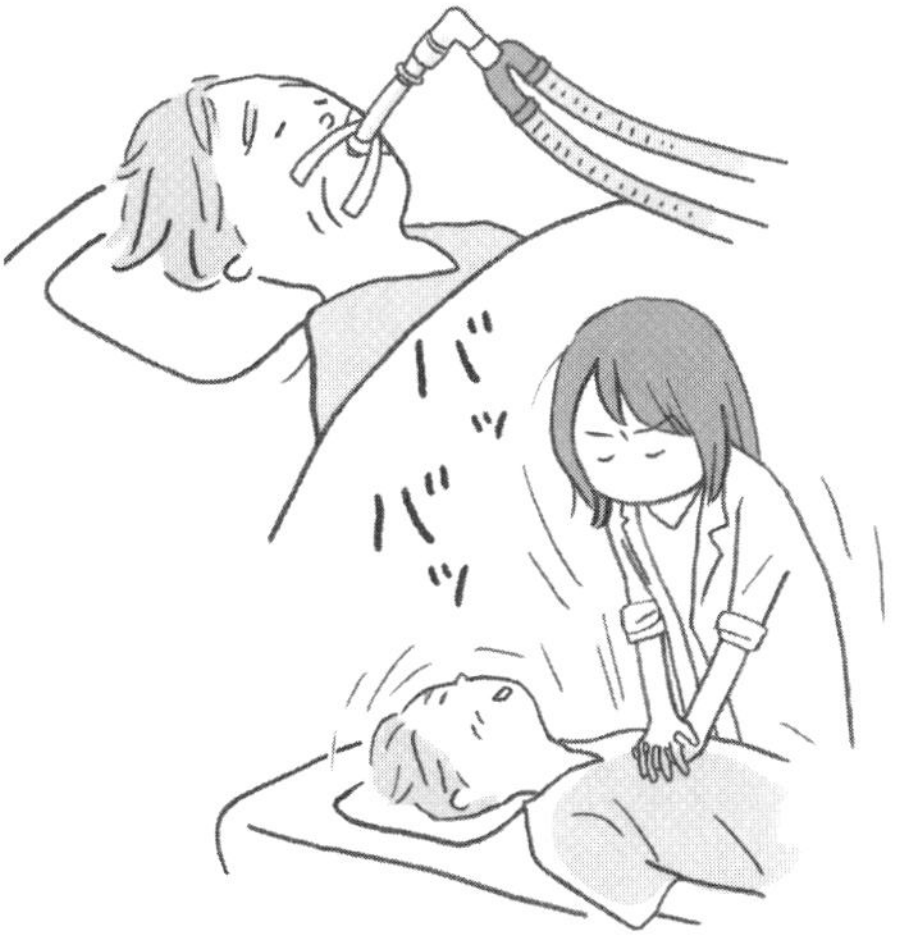

Column

ドキリとしたご家族からの質問

「先生が私の立場だったらどうしますか？」

救急医をしていると、仕事柄、患者さんのご家族に「どこまでの治療を望むか」つまり、人工呼吸器は付けるか、心臓マッサージは希望するか、などを尋ねる機会が多くあります。

以前、寝たきりのご高齢の患者さんで、もうこれ以上できる治療はない……といった状況になった際、救急医の立場から「ここで心臓マッサージをしたとしても、お母様が元の生活に戻り、皆様と笑い合ったりすることは難しいでしょう。もうこれ以上苦しい思いをしてほしくないとお考えでしたら、心臓マッサージはしない選択のほうが、お母様のためかもしれません」とご家族にお伝えしたことがあります。

そのとき、ご家族から「もし、先生が私の立場だったらどうしますか？」と聞かれました。私は即答できませんでした。救急医として救命処置をしない選択を家族に提示しながら、いざ自分が家族の立場でどう思うかと聞かれると、同じ選択が即座にできなかったのです。医師という立場だから「救命処置を希望しない」という選択肢を淡々と提示できているだけなのかもしれない、と思った瞬間でした。

誰しも、自分の最愛の家族に対し、「これ以上の処置は希望しません」と決断することはつらく、苦しいものです。ただ、このような決断をした場合も、医療者は決して治療をやめません。できる限り患者さんが最期の瞬間まで苦痛なく過ごせるよう、最大限のサポートをします。それは患者さんに対してだけでなくご家族に対しても同様です。

ひとりの救急患者さんを前に、バラバラになっていた家族が一同に集結し、家族という形が再形成されていく……そんな場面を

Column

幾度となく目にしてきました。何年も疎遠だった家族が久しぶりに集まり、昔話をしながら患者さんとのかけがえのない時間を大切に過ごしているのです。「救命処置を希望しない」というと、一見、救命と逆行する決断のように思うかもしれませんが、大切な人に最期をどう過ごしてほしいかを考えることは、最大の愛情表現にほかならないと私は思います。

（医師　白﨑）

CASE 4

家族はいません。天涯孤独な私はどうなるの？

［症例］重症熱中症で搬送となった76歳女性。ある日、郵便受けに新聞が溜まっているのを近所の人が不審に思い警察に通報。警察が自宅を訪ねるとリビングで倒れており、意識がない状態だった。重症熱中症の診断で入院になったが、頼れる親族がいないと判明。入院費用の支払いや手続き、その後の対応などはどうなるのか？

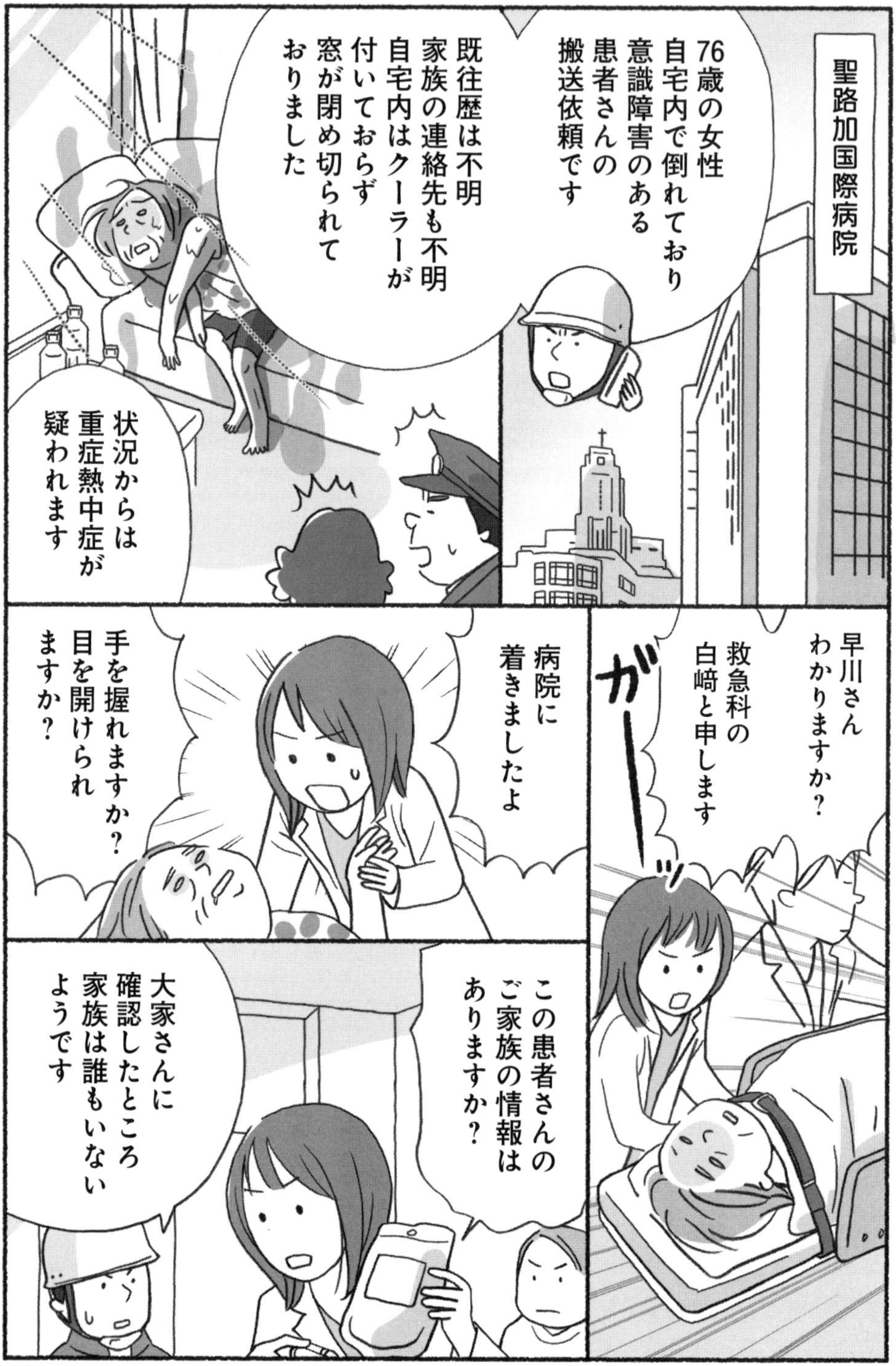
聖路加国際病院
76歳の女性
自宅内で倒れており
意識障害のある
患者さんの
搬送依頼です
既往歴は不明
家族の連絡先も不明
自宅内はクーラーが
付いておらず
窓が閉め切られて
おりました
状況からは
重症熱中症が
疑われます
早川さん
わかりますか？
救急科の
白崎と申します
ガー
病院に
着きましたよ
手を握れますか？
目を開けられ
ますか？
この患者さんの
ご家族の情報は
ありますか？
大家さんに
確認したところ
家族は誰もいない
ようです

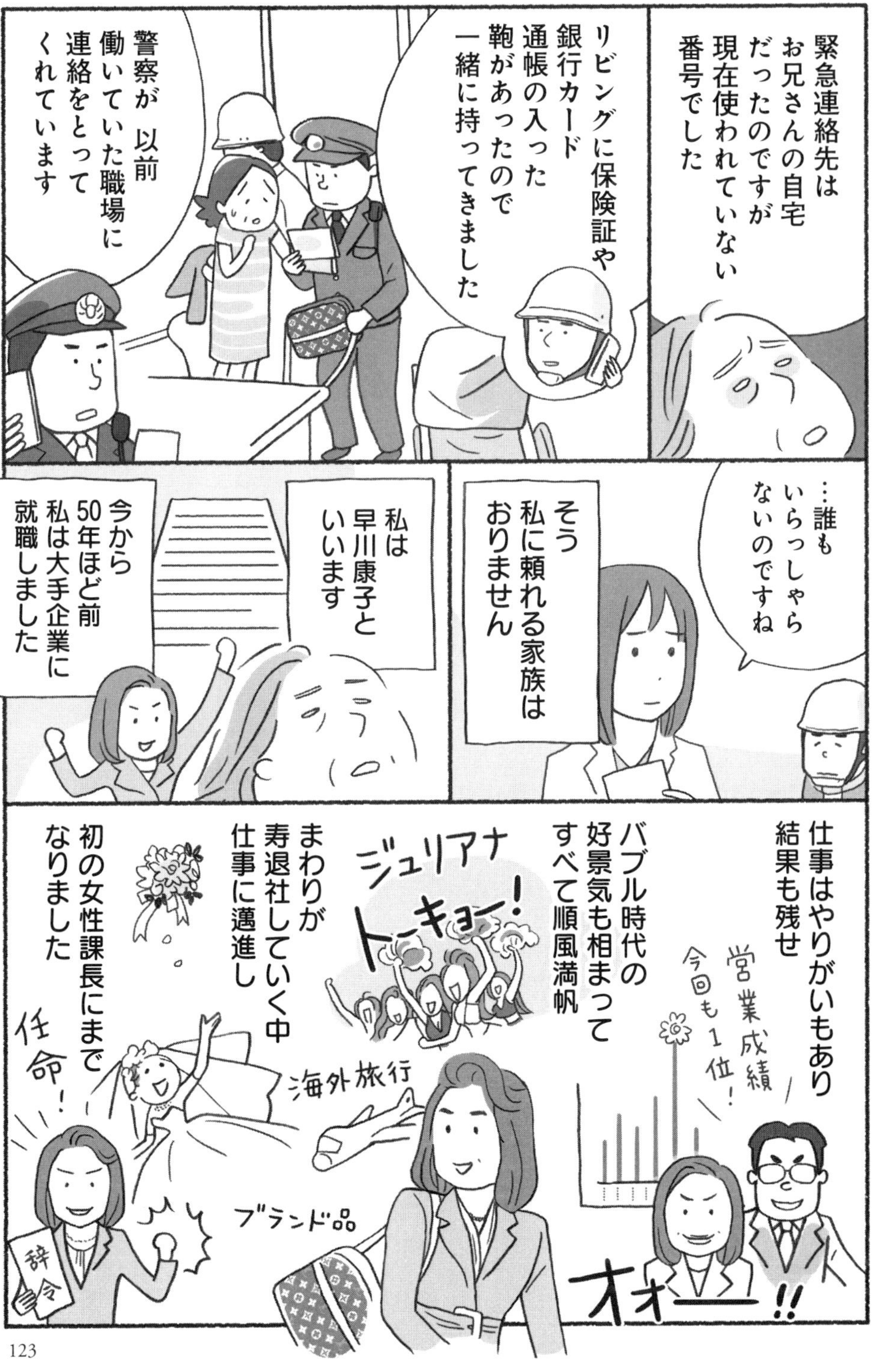
緊急連絡先は
お兄さんの自宅
だったのですが
現在使われていない
番号でした
リビングに保険証や
銀行カード
通帳の入った
鞄があったので
一緒に持ってきました
警察が 以前
働いていた職場に
連絡をとって
くれています
…誰も
いらっしゃら
ないのですね
そう
私に頼れる家族は
おりません
私は
早川康子と
いいます
今から
50年ほど前
私は大手企業に
就職しました
仕事はやりがいもあり
結果も残せ
営業成績
今回も1位!
バブル時代の
好景気も相まって
すべて順風満帆
ジュリアナ
トーキョー!
まわりが
寿退社していく中
仕事に邁進し
初の女性課長にまで
なりました
任命!
海外旅行
ブランド品
辞令
オォーー!!

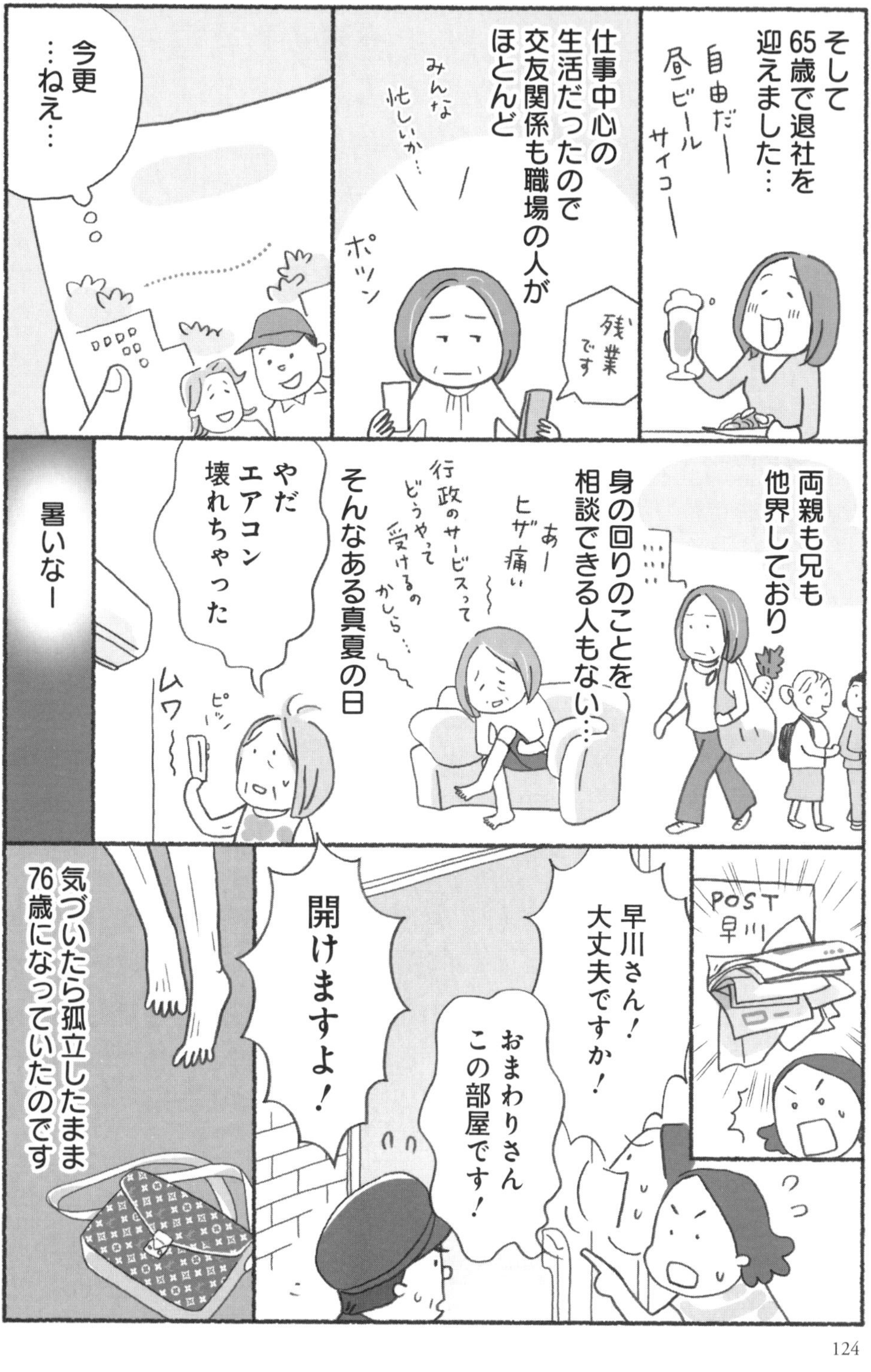
そして
65歳で退社を
迎えました…
自由だー
昼ビール
サイコー
仕事中心の
生活だったので
交友関係も職場の人が
ほとんど
みんな
忙しいか…
残業
です
ポツン
今更
…ねえ…
両親も兄も
他界しており
身の回りのことを
相談できる人もない…
あー
ヒザ痛い
行政のサービスって
どうやって
受けるの
かしら…
そんなある真夏の日
やだ
エアコン
壊れちゃった
ピッ
ムワ〜
暑いなー
POST
早川
早川さん！
大丈夫ですか！
おまわりさん
この部屋です！
開けますよ！
ワッ
気づいたら孤立したまま
76歳になっていたのです

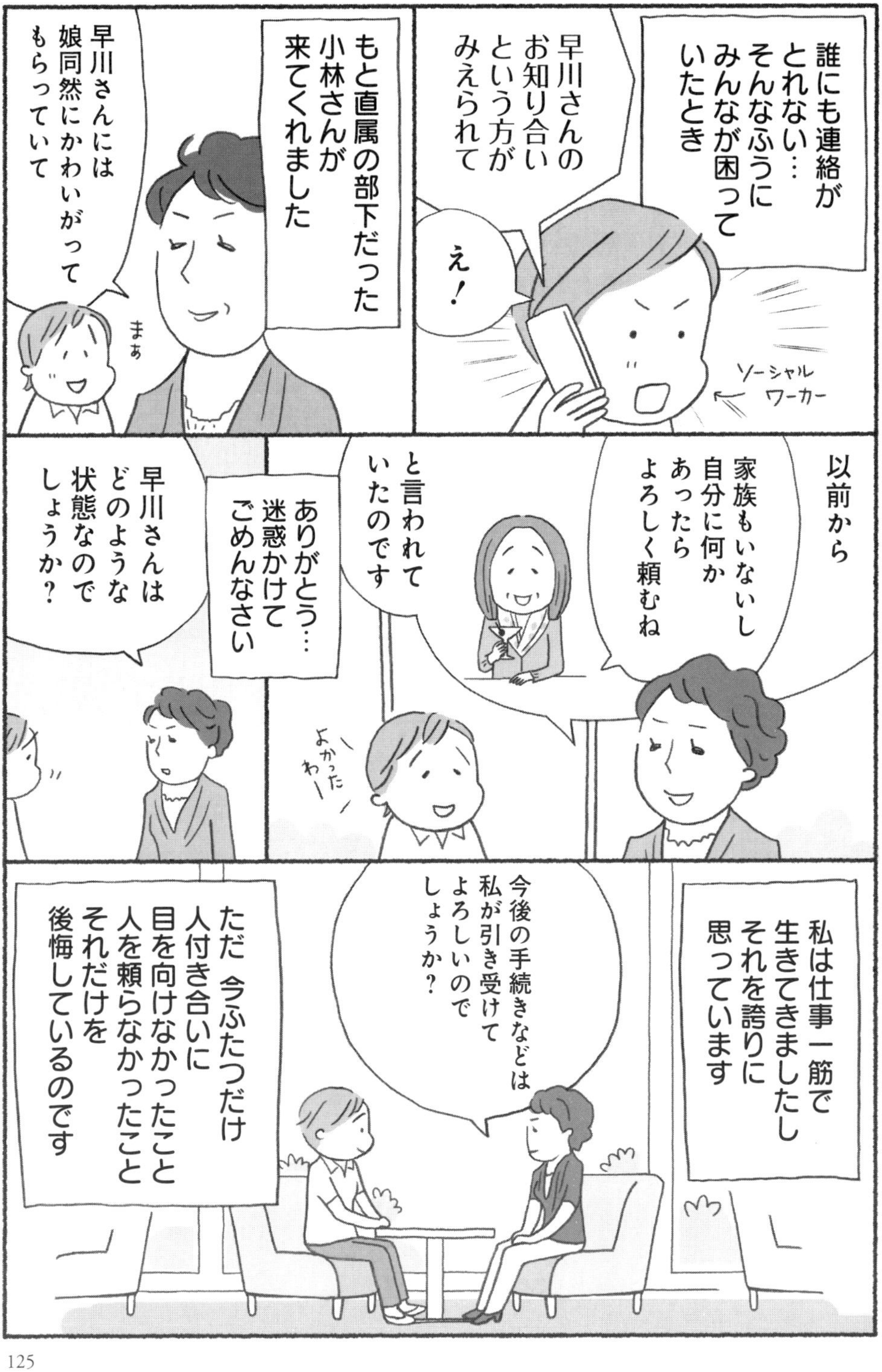
誰にも連絡がとれない…そんなふうにみんなが困っていたとき
早川さんのお知り合いという方がみえられて
え！
ソーシャルワーカー
もと直属の部下だった小林さんが来てくれました
早川さんには娘同然にかわいがってもらっていて
まぁ
以前から
家族もいないし自分に何かあったらよろしく頼むね
と言われていたのです
よかったわー
ありがとう…迷惑かけてごめんなさい
早川さんはどのような状態なのでしょうか？
私は仕事一筋で生きてきましたしそれを誇りに思っています
今後の手続きなどは私が引き受けてよろしいのでしょうか？
ただ 今ふたつだけ人付き合いに目を向けなかったこと人を頼らなかったことそれだけを後悔しているのです

Q1

独身、頼れる家族はいません。意思疎通できない状況で病院に搬送されました。その後の手続きや治療費の支払いなどは？

本来は、いったん血縁者が担い、その方が責任を負いかねる場合は、できるだけ早く家庭裁判所に後見の開始を申立て、後見人が決まり次第、引き継ぎます。親族が一切関わってくれないとなると、市区町村長が申立人となって成年後見の開始を申請し、その後は財産管理、支払い、契約などが後見人に委ねられます。

とはいえ、ご本人の意思決定に関わることなので、できるだけご本人のことを理解している人が関わり、ご本人の望みに添う形でその後の決定事項が進むよう、私たちソーシャルワーカーは調整したいと考えています。

（Ｑ１～Ｑ４すべて　医療ソーシャルワーカー　牧・山口）

成年後見制度は……

すでに判断能力が低下 → **法定後見** 家庭裁判所が後見人を選任

まだ元気！　だけど将来が不安 → **任意後見** 将来支援してほしい人とあらかじめ契約

	法定後見制度			任意後見制度
	成年後見	保佐	補助	
対象となる方	判断能力が欠けているのが通常の状態	判断能力が著しく不十分	判断能力が不十分	判断能力が十分にある
概要	ご本人の権利、財産を守り、生活を支援する制度			
開始時期	実際に社会生活に支障が出るレベルまで判断能力が低下したとき、家庭裁判所へ申立てることで制度が開始する			判断能力が低下する前に任意後見契約を結んでおき、実際に判断能力が低下した後に家庭裁判所へ申立てをして開始する
例	「財産の管理ができない」「不動産が売却できない」「介護サービスや施設の利用契約ができない」「病院の入院手続きが自分でできない」			ご本人の意思で、あくまでも自分や家族の将来に対する『備え』、自主性に任せられる
手続き	家庭裁判所に後見等の開始の申立てを行う			①任意後見契約の締結 ・将来自分を支援してほしい人を決定 ・契約内容を決定し、公正証書を作成 ・公証人から法務局へ後見登記 ②本人の判断能力の低下 ③家庭裁判所へ任意後見監督人選任の申立て、選任
後見人選任者	家庭裁判所が選任			本人が選ぶ
申立てができる人	本人、配偶者、四親等内の親族、検察官、市町村長など			本人、配偶者、四親等内の親族、任意後見人となる方

※法務省 HP をご確認ください

Q2

お互い独身で家族を頼れる状況ではない同士、何かあったら「助け合おう」と約束しています。万一の状況に陥ったとき、その口約束は有効?

病院に勤めていると、「万一のときは頼むと言われています」とか「すべて任されています」と突然、病院を訪れる方がとても多いことに驚きます。「娘のようにかわいがってもらっていた」けれど娘ではない。「遺言書を預かっています」とバッグから封書を出してこられたので患者さんとの関係を聞くと、「飲み友達」だったりするのです。

そうした血縁ではない「友人」「知人」「隣人」から頻繁に出てくるのが「私は後見人です」という言葉です。

「後見人」を名乗る方が現れたときは、私たちはかなり注意して見守ります。後見人には「成年後見人等」と「任意後見人」の2種類があって、

「成年後見人等」は本人の判断能力に応じ「成年後見人」「保佐人」「補助人」に分かれます。後見人等は認知症や意識不明など本人の判断能力が不十分になった時点で親族か市区町村長が申立てて初めて立てられるものなので、突然倒れて搬送された今回のケースではあり得ません。また、任意後見人であるならば、公証役場で取り交わした公正証書を持っているはず。成年後見人（もしくは保佐人、補助人）か任意後見人でない限り、決して「後見人」ではないのです。

明らかに遺産目当てだろうという「自称・後見人」もいて、「土地を譲ってもらう約束をしています」「見舞金があったら預かります」なんて平然と言う人も。中には「亡くなったら連絡ください」と言い残した人もいました。

そうした「自称・後見人」に患者さんの大事な情報を渡さないよう、私たちは細心の注意を払っていますので、このケースのように「何かあったらよろしくと言われています」と申し出られたら、やはり身構えますし、すぐに信用することはできないと思います。

一方で、実際に万一のときの約束をされていて、患者さんのことを誰よりもわかっている方が訪ねてくるケースも少なからずあるのです。

今回のケースの「小林さん」がどちらだったかはここでは描かれていませんが、どちらの可能性もあるというところから、私たちは小林さんに対応します。早川さんは小林さんを本当に信頼していたのか、命に関わる大切なことを決めるときに小林さんに関与してほしいと望んでいたのかを見極めるために、ふたりの関係を知る人（この場合、会社の方々や地域包括支援センターのスタッフなど）にヒアリングするなどして、それを医師、看護師、リハビリスタッフ、ソーシャルワーカー含めて皆で共有して話し合い、小林さんに関与してもらうか否か、関与してもらうとしたらどこまでしてもらうかを決めます。

証明書類をお持ちでない以上は、周囲の複数の証言で二人の信頼関係が明らかだと判断できる場合以外は、「やはり他人だから難しい」との結論になることも往々にしてあります。とはいえ、「証明書類がなければすべて拒否」というような画一的な対応はしません。私たち医療従事者は、患者さん本人が望むことにできるだけたどり着きたい。小林さんにある程度託してもよいと病院として判断した場合、ご本人が希望を言える状態ならどのような治療法を望んだだろうかといったところにご意見いただくなど治療方針決定の際に話し合いに入っていただくことが多いです。

治療費、入院費の支払いなどは、いったん小林さんが担ってくれたとしても、ずっと立て替えていただくわけにはいきません。ですから、早川さんが意思疎通できる状態でなければ市区町村長を介して後見人を申立て、引き継ぐまでの期間、小林さんに担っていただく。もし、本当に小林さんが早川さんのことをいちばん理解している人ならば、その後も後見人と相談しながら今後のことを決めていただくことはあり得ます。

Column
成年後見制度

法定後見制度と任意後見制度ってどう違うの？

法定後見制度と任意後見制度は大きく違います。

法定後見制度：主に認知症や意識障害などで判断能力が低下した方の財産を本人の代理で管理し支援するしくみ。判断能力低下の程度によって、家庭裁判所が「成年後見人（判断能力を常に欠く場合）」「保佐人（判断能力が著しく不十分な場合）」「補助人（判断能力が不十分な場合）」のいずれかを審判し成年後見人等を選任します。本人の代理人と言えるのは成年後見人。保佐、補助は、関わる範囲に詳細な制限があります。

任意後見制度：自身の将来的な判断能力低下に備えて、代理人として法律行為をしてくれる人とあらかじめ任意で後見契約を結ぶしくみ。判断能力を有する人が自らの意思で後見人（任意後見受任者）を選べることがメリットで、公証役場の公証人が公正証書を作成し、登記されたら契約が成立します。

（医療ソーシャルワーカー　牧・山口）

Q3

万一のとき、諸手続きやその後の処理などを家族以外の親しい友人に任せたい場合、どうすればよいのですか？

今回のケースのように口約束だけだと、小林さんを信頼してよいかどうかの判断にかなりの時間と労力が必要になり、挙句、認められない場合も出てきます。

基本的に、口約束には何の効力もありません。親族がいない場合、信頼する人に自身の万一のときの大切な決定事項や手続きなどの諸々を確実に託したいならば、本人と任意後見契約を結ぶ「任意後見受任者」になってもらうという方法があります（ただし、選任されるかどうかは裁判所の判断になります）。

任意後見人は、たとえば「できる限り自宅で過ごしたい」「お金の管理はこうしたい」「施設に入りたい」など予めご自身の希望を伝えておくことができます。証書を作成しておくことは「口約束だけ」とは一線を画した手続きになります。最寄りの地域包括支援センターや公証役場へ相談してみましょう。

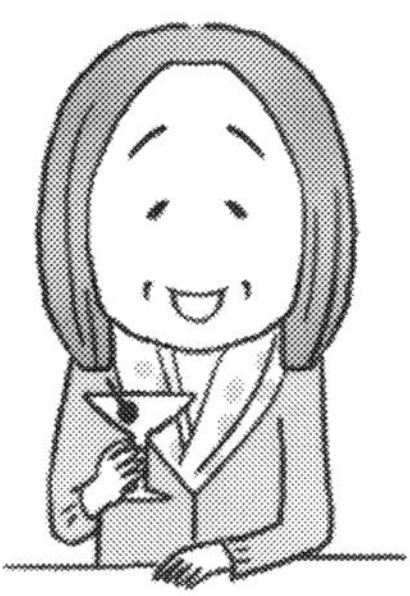

Q4

一命を取り留め、リハビリを終えて退院しました。独り身の私が今後、ひとり暮らしで生きていくことはできるのでしょうか？

自宅退院できたならば、要介護でもひとり暮らしをされている方はたくさんいます。日本には公的サービスも民間サービスもいろいろありますから、それらを上手に活用していけば大丈夫です。

まず必要なことは介護保険のサービスを受けるための要介護認定の申請です。認定されるまでに1カ月ほどかかりますので、搬送先で意識が回復し、意思疎通できるようになったら、その後の生活を見据えて、まず要介護認定の申請をすることをお勧めします。

認定されたら、担当のケアマネージャー（ケアマネ）さんに訪問してもらい、ケアプランを一緒に立てていきます。不安なこと、疑問点など何でも担当のケアマネさんに相談してください。

介護保険で受けられるサービスは訪問看護、訪問介護、訪問リハビリ、通所リハビリ（デイケア）など、多種多様です。国の制度としても「入院ではなく在宅で」の方向に舵を切っていて、往診の医師や訪問看護の看護師も以前に比べて格段に増えています。入院中に病院の看護師やソーシャルワーカーに相談すれば、お住まいの地域の訪問診療、訪問看護の医師に連絡をとって、退院後、スムーズにひとり暮らしへ移行できるよう調整してくれます。

退院した後にそうしたサービスを受けたいと思ったときは、65歳以上の方、または40歳以上で16の特定疾病のいずれかに罹患している方も、地域包括支援センターが相談先になります。該当する方は、緊急の用事がなくてもぜひ一度、地域包括支援センターにコンタクトしてみてください。ちょっとした不安や心配ごとにも親身になってくれると思います。

今は女性ひとり、男性ひとり世帯も増えていますし、老いてからのひとり暮らしも決して珍しくありません。誰かと時間を過ごしたければ、デイサービスを利用して出かけることも可能です。必要な場合は夜間も巡回で見回ってくれる訪問看護サービスもありますから、本人と家族が希望すればさまざまな介護サービスを導入して、最後のときまで「ひとり暮らし」を続けることは可能です。

介護保険の案内

介護保険制度は、公的な社会保険制度です。40歳になると被保険者として介護保険に加入します。

被保険者は保険料を納め、介護が必要と認定されたときに費用の一部（1割から3割）を支払い、介護サービスがご利用になれます。

■対象者
・65歳以上（第1号保険者）
　……全員に介護保険証交付
・40歳以上65歳未満（第2号被保険者）
　……**特定疾病**にかかり要介護認定を受けた方に介護保険証交付

※特定疾病
筋萎縮性側索硬化症、糖尿病性神経障害・糖尿病性腎症及び糖尿病性網膜症、後縦靱帯骨化症、骨折を伴う骨粗鬆症、脳血管疾患、多系統萎縮症、パーキンソン病関連疾患、初老期における認知症（アルツハイマー病、脳血管性認知症など）、閉塞性動脈硬化症、関節リウマチ、脊髄小脳変性症、慢性閉塞性肺疾患、脊柱管狭窄症、早老症（ウエルナー症候群）、両側の膝関節または股関節に著しい変形を伴う変形性関節症、がんなど

●介護サービス利用までの流れ

申請	◆窓口　市区町村役所もしくは 近隣の地域包括支援センター ◆必要なもの (詳細は申請先に問い合わせてください) ・申請書 ・介護保険被保険者証 ・健康保険被保険者証(第2号被保険者の方)
認定調査 主治医意見書	調査員が自宅等を訪問し心身の状態を調査します 主治医意見書は市区町村の依頼で主治医が作成します
判定・審査	認定区分は次のとおりです ・「非該当」 ・「要支援 1,2」 ・「要介護 1,2,3,4,5」 (要介護5が一番介護を必要とする状態)
認定・通知	認定結果が要介護の場合はケアマネージャーと、要支援の場合は地域包括支援センターと利用する介護サービス内容について相談してください
プラン作成・ サービス開始	あなたの希望を伝え、在宅生活を開始します

※申請からサービス開始まで1カ月以上かかる場合があります。

※申請書に主治医の氏名、医療機関名、所在地を記入する必要があります。
主治医に申請する旨をお伝えください。

●介護サービスの内容

分類	介護保険適用サービス	サービス内容
訪問サービス	訪問介護	自宅を訪問して、買いものや掃除、食事や排せつの介護などを行う
	訪問入浴介護	自宅を訪問して、移動式浴槽による室内での入浴などを行う
	訪問看護	自宅を訪問して、医師の指示に基づく医療処置、医療機器の管理、床ずれ予防・処置などを行う
	訪問リハビリテーション	自宅を訪問して、リハビリテーションの指導・支援などを行う
通所サービス	通所介護 通所リハビリテーション	施設に通ってきた利用者に、食事や排せつの介護、リハビリやレクリエーションなどを提供する
短期入所サービス	短期入所生活介護	施設に利用者を一定期間受け入れ、食事や排せつの介護、リハビリやレクリエーションなどを提供する
	短期入所療養介護	
その他サービス	福祉用具貸与	利用者に、車椅子や特殊ベッドなどの福祉用品をレンタルする
	特定福祉用具販売	利用者に、腰掛便座、特殊尿器、入浴補助用具などの福祉用品をレンタルする
	住宅改修費支給	利用者の自宅に、手すりの取り付け、段差解消などの小規模な改修を実施する

●介護サービスの利用者負担

・収入に応じて費用の1割から3割をサービス事業者に支払います。

●介護保険や地域の福祉サービスについての問合せ先

・市区町村役所・近隣の地域包括支援センター

Column
退院後のひとり暮らし

後遺症があっての自宅退院、かつ、ひとり暮らしをするとなると、ハードルが高く思えますが、自宅退院になったのは医師が可能と判断したからです。たとえ本人が希望しても、ひとり暮らしのケースでは自宅退院の判断は慎重になります。リハビリを経て、以前のようにとはいかないまでも、ある程度ご自身で動けるようになっているはず。ですから、自信を持ってひとり暮らしに戻ってください。

とはいえ、退院の日が近づくにつれ、不安が膨らむのだと思います。まずは思い浮かぶ不安をすべて書き出してみましょう。そして書き出した不安を、ぜひ看護師に伝えてください。自宅での生活を一緒にイメージしながら、不安解消のために入院中にできることをひとつずつやっていきましょう。

たとえば、「ひとりでトイレに行けるかが不安」なら、看護師が付き添いながら気を付ける点を確認し、ひとりで行く自信がつくまでお付き合いします。写真などで自宅の様子がわかれば、「畳の縁のような小さな段差でつまずきやすいので注意」や「半身麻痺なので、麻痺している側を壁につけてベッドを配置すれば自分で降りやすい」など具体的にアドバイスできます。「食事の用意が不安」なら、宅食を取り入れるなど料理しなくてもよい方法を一緒に考えることもできますし、管理栄養士に相談して、効率的に必要な栄養を摂る方法を個別に教えてもらうことも可能です。

また、自宅生活で不測の事態や困ったことが起きたらどこに連絡したらよいかをリストにしておくことも不安解消に役立ちます。ケアマネージャー、訪問看護師、かかりつけ医はもちろん、友人、隣人など、頼れる人がいる場合は、そうした方々の電話番号も記しておきましょう。

Column

ある程度大きい病院には「退院調整看護師」や「ソーシャルワーカー」がいることが多く、退院後の環境整備を計らってくれます。ポータブルトイレや手すりを設置したり、介護ベッドをレンタルしたりといった手続きを担ってくれるので、そうした病院のシステムを活用するためにも、まずはいちばん身近にいる私たち看護師に、今感じている不安を遠慮せず相談してみてください。

（看護師　田中・中尾）

Column
退院後の食事

退院後のひとり暮らしには、食事に関する不安がとくに大きいかもしれません。料理好きで、毎日キッチンに立っていた人はなおさらです。けれど、もしご本人が以前と同じようにひとり暮らしを望むならば、食事に関しては何とかなります。

病後は体力を修復するためにも、意識的にたんぱく質とビタミン、ミネラル類の摂取が重要。ただ、思うように体が動かなくなると食欲が落ちます。加齢も同様に、食べる量が減ってきます。つまり、少量の食事でたんぱく質を必要量摂るために、高たんぱくの食品を選んで、効率的に摂取することが望ましいのです。

たんぱく質の優等生は乳製品や大豆製品。無糖ヨーグルト、チーズ、豆腐、納豆などを宅配や買い置きしておき、日々の食事に取り入れるとよいでしょう。ヨーグルトも同じ味では飽きてしまうので、ドライマンゴーなど、さまざまな種類のドライフルーツをヨーグルトに埋め込んでおくのがお勧め。ドライフルーツが水を吸うので、ヨーグルトは濃縮されて少量でも栄養価が高くなり、ドライフルーツは水分を吸って柔らかくなるので、別の味わいが楽しめます。ヨーグルトにココアパウダーをかけてみるのもいいですよ。

ほかにも、バナナと牛乳に冷凍ブルーベリーなどを入れてミキサーにかけるだけで美味しいシェイクもできます。また、今はスーパーマーケットの食品売り場を見渡せば、カット野菜の種類も豊富。たとえ包丁が使えなくても、ミキサーや電子レンジ、カット野菜を活用すれば、レパートリーは想像以上に広げられます。

自炊にこだわらず、宅配弁当も積極的に利用しましょう。普通食以外にも、高齢者食、減塩食、糖質制限食など、栄養価を意識した数種類の弁当を用意している宅食業者も増えていて、配達頻度も選べます。宅配弁当が毎日続くことに抵抗があるなら、週2～3回から始めてみるのも。メニューも毎日変わるので、これま

Column

でとは違う楽しみになるかもしれません。

もし、ご自身で少しでも料理をしたい場合、たんぱく質やビタミン、ミネラル類を効果的に摂取するためにはどんな食材をチョイスしたらいいのか、その調理法など、ぜひご自身がかかった病院で栄養指導を受けてください。管理栄養士が常駐する病院では、医師からの指示があれば栄養指導を受けられるので、主治医に相談してみましょう。

また、日本栄養士会が全国で「栄養ケア・ステーション」を設けていますので、お住まいの地域の「栄養ケア・ステーション」に電話して、食事のこと、栄養のことで知りたいこと、不安に思っていることなど何でも聞いてみてください。

（管理栄養士　松元）

CASE 5

夫が集中治療室で懸命に闘っています。でも家族だってつらいんです。

［症例］ くも膜下出血で搬送、緊急手術をしたが意識が戻らない38歳男性。ＩＣＵ（集中治療室）で数週間以内の死亡が予想されている。医師から妻に病状説明がなされ、合意のもと、Best Supportive Care（ＢＳＣ：これ以上の侵襲的な処置は行わない）、Code DNAR（心停止時は心臓マッサージを望まない）となった。

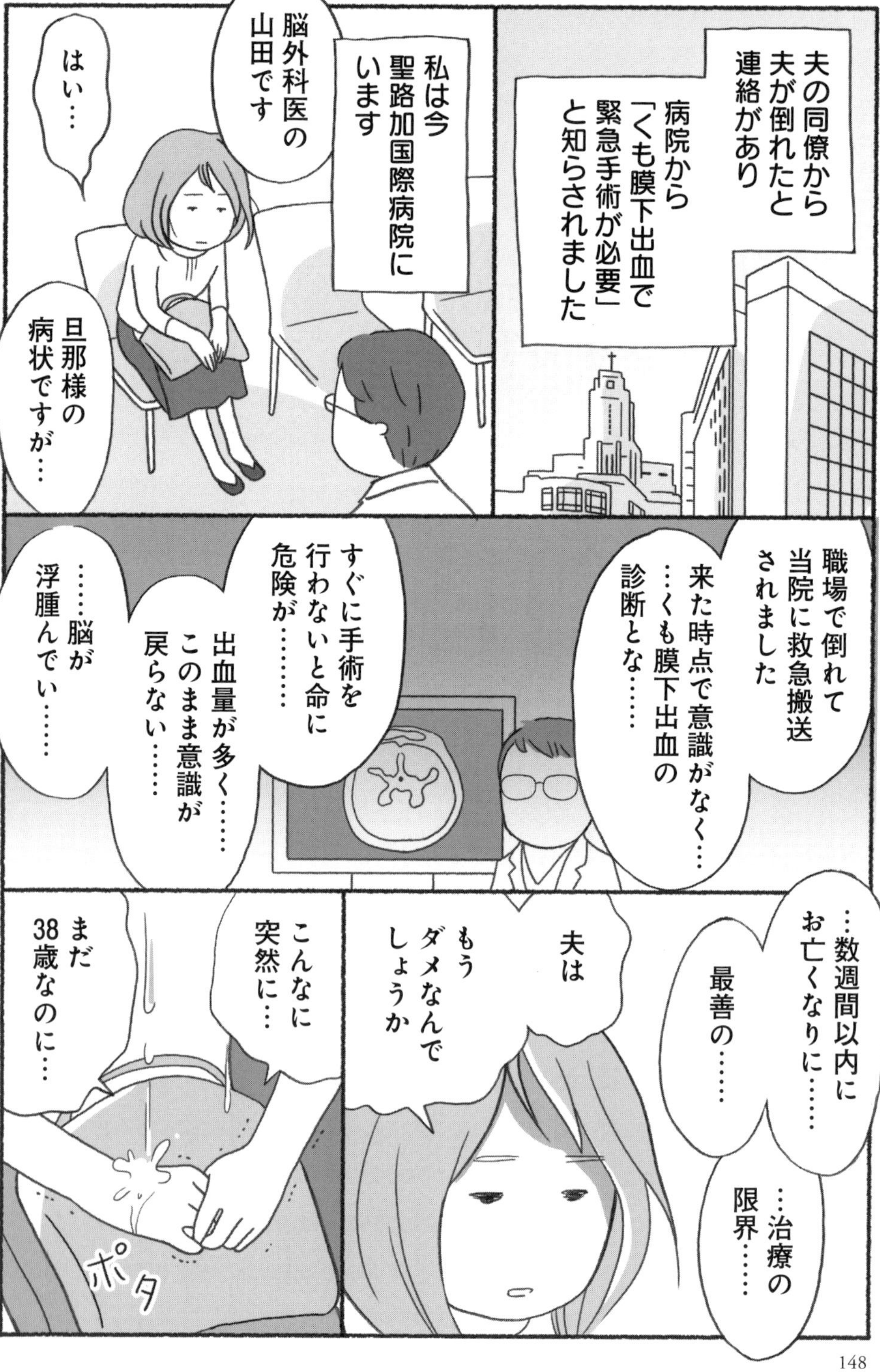

夫の同僚から夫が倒れたと連絡があり
病院から「くも膜下出血で緊急手術が必要」と知らされました
私は今聖路加国際病院にいます
脳外科医の山田です
はい…
旦那様の病状ですが…
職場で倒れて当院に救急搬送されました
来た時点で意識がなく…くも膜下出血の診断とな……
すぐに手術を行わないと命に危険が………
出血量が多く……このまま意識が戻らない……
……脳が浮腫んでい……
…数週間以内にお亡くなりに……
最善の……
…治療の限界……
夫はもうダメなんでしょうか
こんなに突然に…
まだ38歳なのに…
ポタ

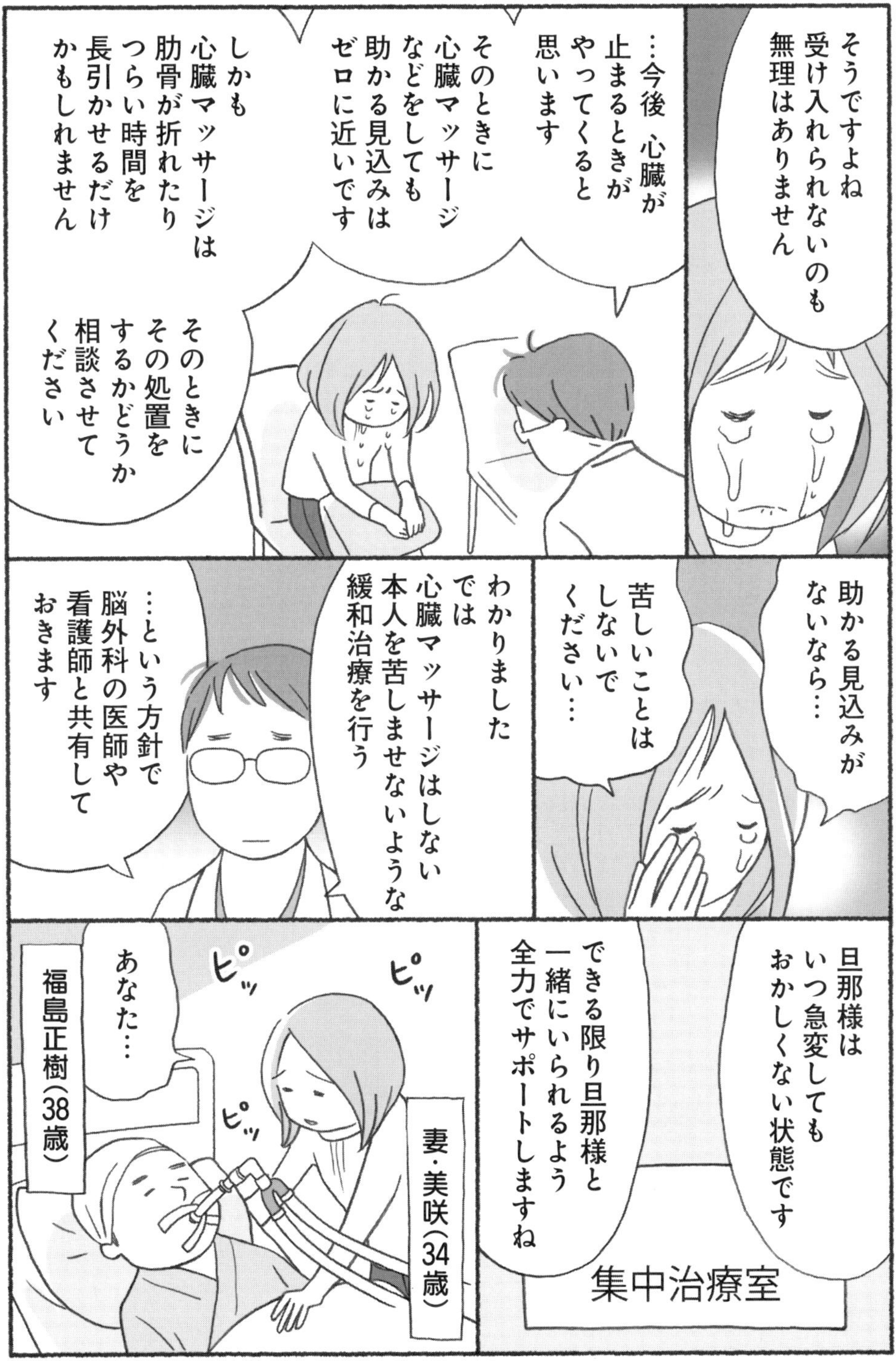
そうですよね 受け入れられないのも 無理はありません
…今後 心臓が 止まるときが やってくると 思います
そのときに 心臓マッサージ などをしても 助かる見込みは ゼロに近いです
しかも 心臓マッサージは 肋骨が折れたり つらい時間を 長引かせるだけ かもしれません
そのときに その処置を するかどうか 相談させて ください
助かる見込みが ないなら…
苦しいことは しないで ください…
わかりました では 心臓マッサージはしない 本人を苦しませないような 緩和治療を行う
…という方針で 脳外科の医師や 看護師と共有して おきます
旦那様は いつ急変しても おかしくない状態です
できる限り旦那様と 一緒にいられるよう 全力でサポートしますね
集中治療室
ピッ
ピッ
ピッ
あなた…
福島正樹(38歳)
妻・美咲(34歳)

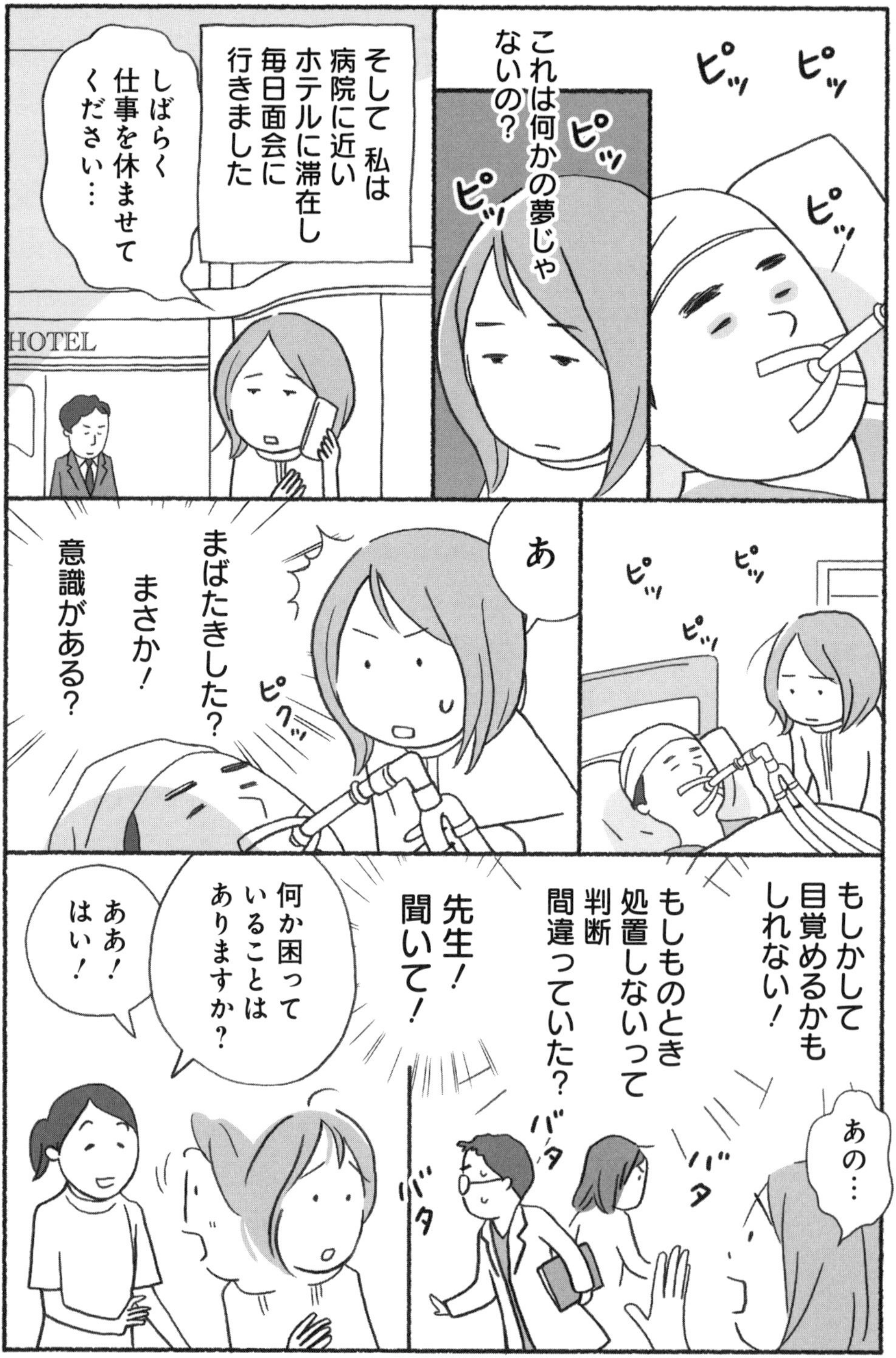
ピッ
ピッ
ピッ
これは何かの夢じゃないの？
ピッ
ピッ
そして 私は病院に近いホテルに滞在し毎日面会に行きました
しばらく仕事を休ませてください…
HOTEL
ピッ
ピッ
ピッ
あ
まばたきした？
ピクッ
まさか！
意識がある？
もしかして目覚めるかもしれない！
もしものとき処置しないって判断間違っていた？
あの…
バタ
バタ
バタ
先生！聞いて！
何か困っていることはありますか？
ああ！はい！

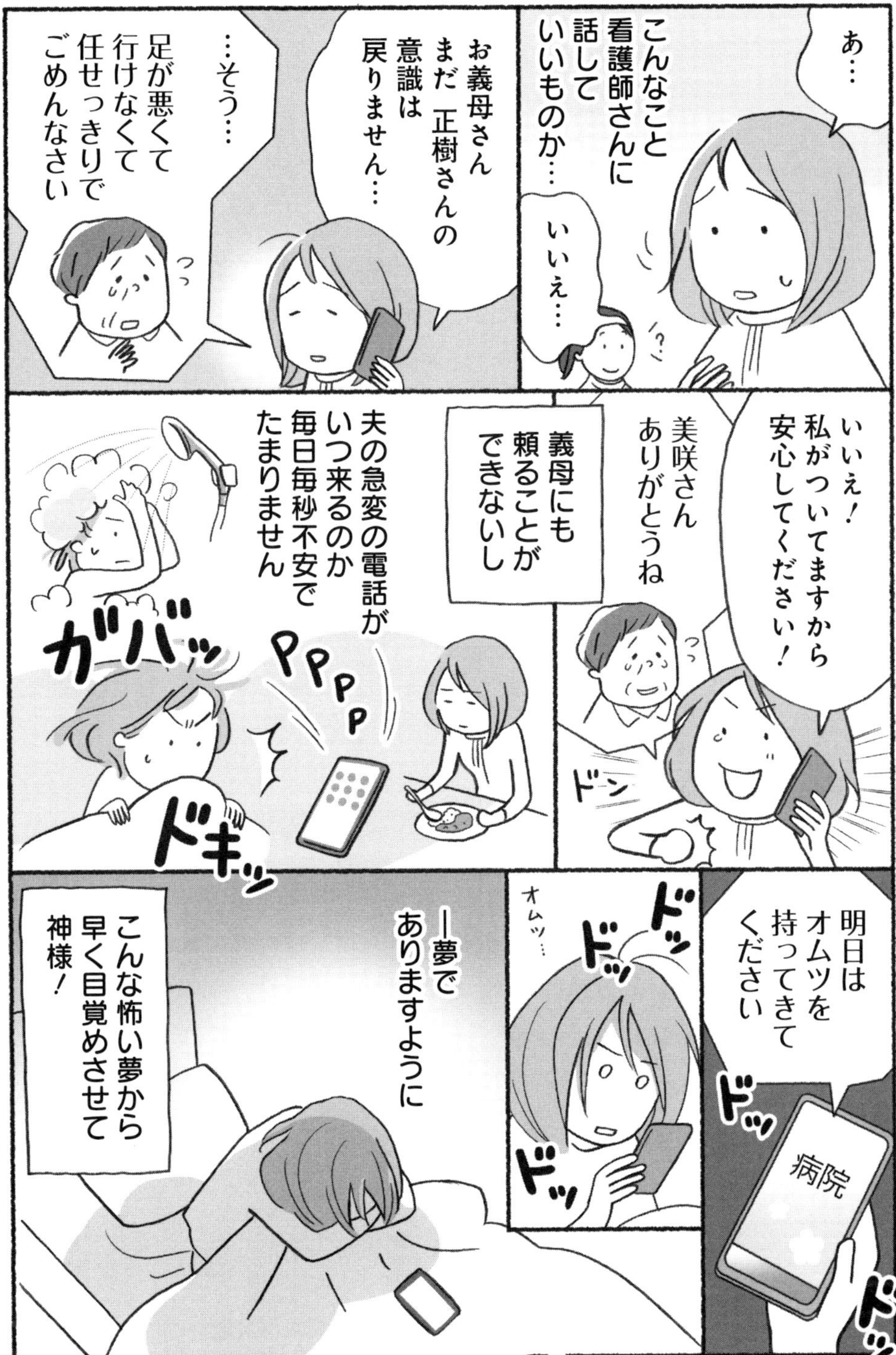
あ…
こんなこと看護師さんに話していいものか…
いいいえ…
お義母さん まだ 正樹さんの意識は戻りません…
…そう…
足が悪くて行けなくて任せっきりでごめんなさい
いいえ！ 私がついてますから安心してください！
美咲さん ありがとうね
ドン
義母にも頼ることができないし
夫の急変の電話がいつ来るのか毎日毎秒不安でたまりません
ガバッ
PPPP
ドキッ
明日はオムツを持ってきてください
ドッ
ドッ
オムツ…
ドッ
ドッ
病院
ドッ
—夢でありますように
こんな怖い夢から早く目覚めさせて神様！

Q1

救急搬送された夫に病院で対面したとき、私も子どもたちも夫（父親）を別人のように感じ、正直「怖い」と思ってしまいました……。

救急車から直接搬送されてくる救命救急センターでは、ご家族から「怖い」という言葉をよく聞きます。「怖くて近寄れない」——この気持ちは、決して冷たいわけでも思いやりがないわけでもありません。今朝まで元気だった人が、同じ人とは思えない姿でストレッチャーに横たわっていて、顔や身体にたくさんの管が繋がっていたりするのです。思わず後ずさりしてしまうのは当然だと思います。

遠くから見ているご家族に、「これから手術に向かうので、ここで待っているよって声をかけてみませんか?」と言うと、「怖くて無理です」とおっしゃることもあるし、「行きます」とおっしゃることも。どちらも気持ちは同じなんです。近くにいたいけど怖い……怖いけど近くにいたい……。混乱した気持ちの中にいらっしゃることを手に取るように感じます。何もかもが突然で、しかも命に関わる決断を次々に迫られ、説明されても状況が理解できないし、感情もコントロールできない。この状況は怖くて当たり前です。ご自身を決して責めないでください。

状況を理解できない小さなお子さんの面会はさらに難しく、怖がる、眠れなくなるなどのストレスによる精神面・身体面での影響を考えて、保護者に今の状態で面会をさせるかを事前に相談します。小さなお子さんの〝会いたい〟ご家族の〝会わせたい〟気持ちを大切にして、面会の際のストレスを軽減できるように、子ども専任の医療スタッフのサポートを付け、保護者と一緒に人形や写真などを利用して、治療の様子を説明し、面会をするための事前準備をすることもできます。私たち看護師や治療にあたる医師をはじめ、患者さんに関わる医療スタッフとともに、ご家族の気持ちが少しでも整理できるよう支援をしていきたいと思っているので、気持ちを自由に伝えていただける存在になれたらいいなと思っています。
（看護師　田中・中尾）

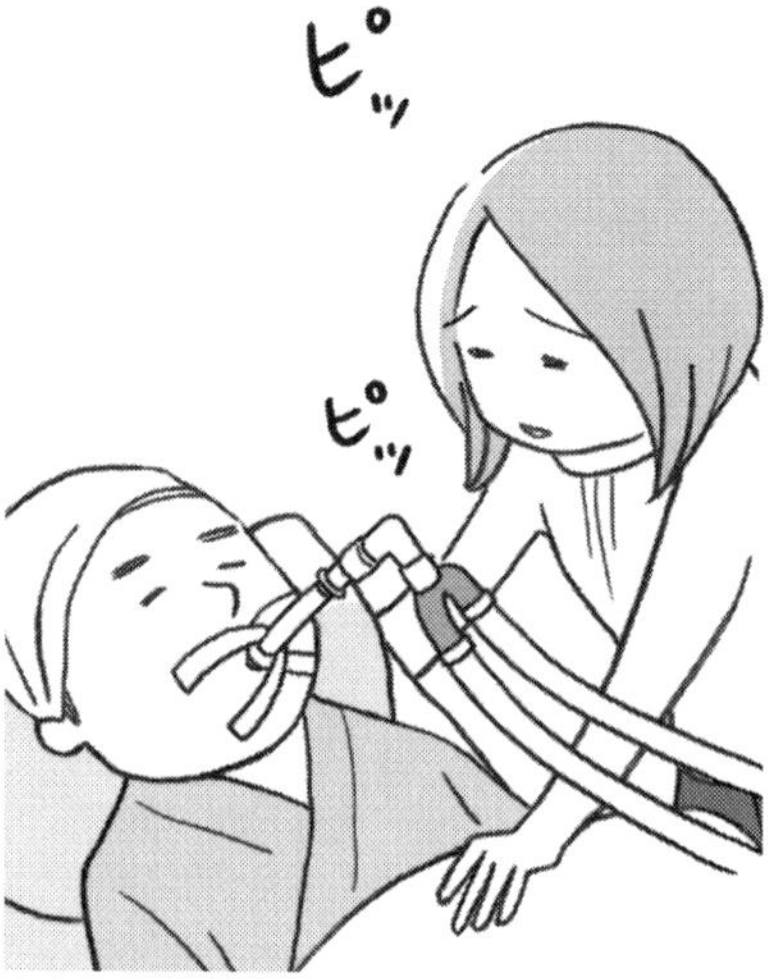

Q2

何も手につかず、病床の夫にどうしてあげたらよいのかわかりません。体が動かないのです。

ほんの数日前まで元気だった夫が突然倒れたと知らせを受け、病院に駆けつけたら「手の施しようがない」状態でベッドに横たわっている状況。受け入れられなくて当然、心身ともに動けなくなって当たり前です。

そうしたご家族には、私たちはまず「ご飯は食べられていますか？ 夜、眠れていますか？」とお聞きします。その方自身を支える基本的な生活が成り立っているかどうかを確認するためです。ほとんどの方は「食べられません」「眠れません」「でも大丈夫です」とおっしゃいます。

何とか少しずつでも食べてほしい、休んでほしいと話し、「私たちが傍にいます」ということをとにかく伝え続けます。一人にしてほしそうな場合は、「近くにいるので、何かあったらいつでも声をかけてください」と言って、一度離れて様子をうかがいながら、仕事を続けます。

病室では、夫が見たことのない機械にたくさん繋がれているうえに、点滴で顔が浮腫んでいたり、青ざめていたりと見た目があまりに変わっていて近寄れないとおっしゃる方も多くいます。そういう場合、無理強いはしませんが、「手が温かいですよ」とか「今日は血色がいいですね」などと声かけをして、一緒に毛布を少しずらして手に触れてもらったりすることもあります。

すると、「あ、ほんとだ……温かい」とつぶやかれたり、翌日にはご自身で触って、「昨日より爪の色がいいみたい」とおっしゃるようになったりします。その様子を見て、「今日は足をお湯につけて温めるのですが、一緒にどうですか？」と誘ってみると、「やってみようかな……」と言われ、一緒にケアを体験してもらったりすることも。そうした悲嘆から適応に向かうための過程（グリーフワーク）を経て少しずつ、ご家族にも言葉や表情が戻ってきます。

くも膜下出血などで、発症後数日内に亡くなられるケースでは、後に「あのときもっと傍にいてあげたらよかった」と悔やむご家族もいらっしゃいます。できればそういう後悔はしてほしくない。残された最期の時間に触れ合うことができたことが、後々、一緒に過ごせた時間や記憶としてご家族に残ればいいなと願っています。

（看護師　田中・中尾）

Q3

先生の説明に納得して「心停止時は心臓マッサージを望まない」ことを選びましたが、それでよいのかわからなくなってきました……。

ケースの福島正樹さんは緊急手術を受けましたが、脳のダメージが強く出て、今後は目覚める可能性が低い状態です。「最善は尽くしたけれど、これ以上の治療は難しい」状況にあります。このような場合、ＢＳＣ（これ以上の侵襲的な処置は行わない）、Code DNAR（心停止時は心臓マッサージを望まない）の意思を確認されることがあります。

医師の状況説明を理解して、「もうこれ以上は侵襲的な処置は希望しない」と決断したとします。ですが、毎日面会していると、時折まばたきをしているように見えたり、手足が動いたりすることがあって、もしかしたらいつか目覚めるのではないか……と思い、「心臓マッサージを望まない」決断に迷いが生じることもあるでしょう。

また、すべてが突然の出来事で、心ここに在らずの状態で受けた医師の説明は、思い返すと、「あのとき先生が、今後は手術ができないと言っていたけど、なぜだろう？」などと実は理解できていなかった、なんてこともよくあります。

このようなときは、医師にもう一度、病状説明を求めてください。医師に話しかけにくいと感じたら、ベッドサイドの看護師にぜひ聞いてほしいのです。看護師は答えられる範囲で答えてくれますし、必要と判断したら医師との面談を設定してくれるでしょう。実は、ご家族のこうした迷いや不安にいち早く気づくのは、常に傍で患者さんとご家族を見ている看護師なのです。

私は普段、病状説明をした後に、ご家族に「何かわからないことはありましたか？」と聞くようにしています。そのときは「いえ、大丈夫です」と言われても、数時間後に看護師から「○○さんのご家族様が、先ほど先生から聞いたお話がよくわからなかったみたいです」とか、「〇〇さんのご家族様が、心臓マッサージをしないことについて迷いが出てきたみたいです」といったことを伝え聞きます。ギリギリの思いの中、刻一刻と気持ちが変化するのは当たり前です。そんな思いを抱いたら、誰でもいいので、遠慮せず医療者に相談してほしいと思います。

（医師　白崎）

Q4

重病の夫を支える日々。ときどき自分自身が壊れそうになります。私は弱いのでしょうか?

身近な人が重い病気で集中治療室に入院するということは、家族に強いストレスを引き起こし、不安障害や抑うつ症状、急性ストレス障害を発症することがあります。

このような症状は患者さんが集中治療室から一般病棟に移った後、さらに病院を退院してからも長期的に続くことがあり、ＰＩＣＳ-Ｆ（Post Intensive Care Syndrome-Family：家族における集中治療後症候群）といわれる「疾患」です。家族が重病に倒れる状況は、患者さんだけでなく主介護者である家族にも後遺症をもたらすのです。決して「自分の頑張りが足りない」などと考えないでください。

ＰＩＣＳ-Ｆはもともと、重症患者さんの家族に生じる精神症状とされていましたが、近年では、精神的なものだけでなく、睡眠障害や介護疲れといった家族のＱＯＬの低下、介護のための離職や失業、周囲からの孤立といった社会的問題も含めて、広い意味で捉えられるようになりました。患者さんが入院することで、家族には強い精神的負担が生じます。自分の大切な人がある日突然、重い病気で集中治療室に入院、となって不安で居ても立ってもいられないところに、さらに金銭的な負担、睡眠不足や度重なる病状説明のための来院などが繰り返され、それに伴う疲労も積み重なります。集中治療室を退室した後もこうした負担は続くのです。

　もちろん、患者さん自身が好ましい経過をたどって、家族の負担が軽減されていくこともあるでしょう。しかし、患者さんが不幸にも亡くなったり、または再び状態が悪くなって集中治療室に再入室となれば、家族への負担はさらに増すことも大いに考えられます。

　このような極限状態にうまく適応できず、負担や苦しみが積み重なり、ＰＩＣＳ-Ｆを発症することはある意味、当然とも言えるのです。決して非難されることではないですし、ましてあなたが弱いなんてことは決してありません。

（医師　白崎）

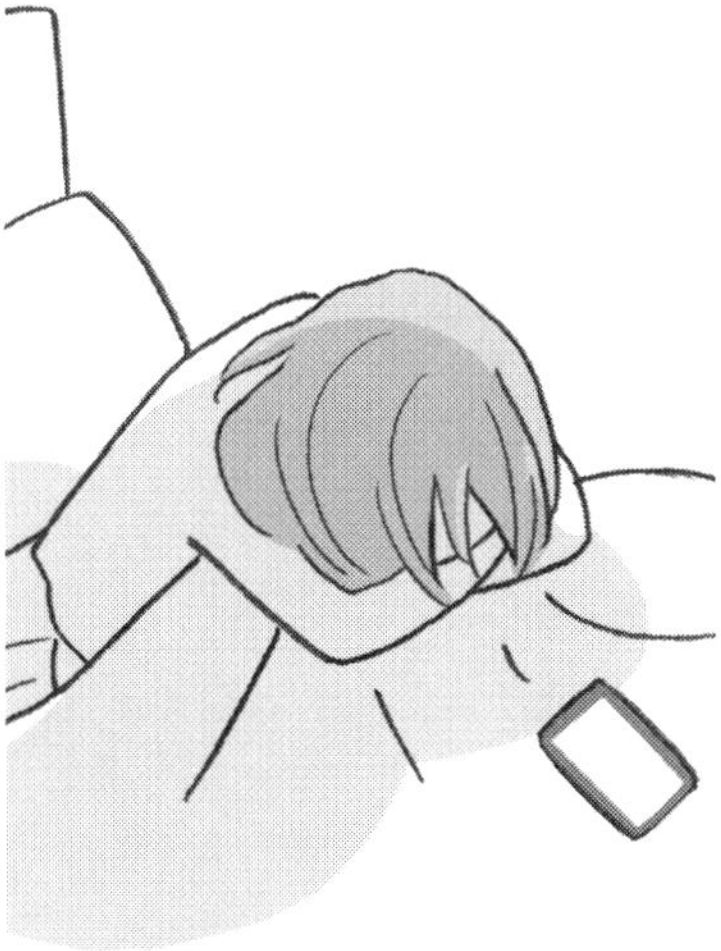

Q5

気分の落ち込みにはどう向き合えばよいのでしょうか？

誰だって、自分の大切な人が重い病気で入院したら気分が落ち込みます。近年、気持ちの落ち込みに関する臨床研究では「レジリエンス」という言葉が着目されてきています。レジリエンスとは、困難な場面に直面したときにそれを乗り越える力、いわば「心の回復力」を表す言葉です。次ページの図のように、凹んだボールが元に戻ろうとする力、これがレジリエンスです。

「レジリエンスが高い人ほどストレス症状を発症しにくい」ことが最近わかってきていて、レジリエンスを高める方法が研究されています。現状、仮説の段階ですが、レジリエンスを高める方法として今までの私たちの経験や臨床研究の結果から考えているいくつかの方法を紹介します。

①相談できる相手を作る

自分が今ある状況や心境を誰かに話せることで、今の自分が置かれている状態を冷静に見つめ直し、現状を理解できることがあります。このケースでは夫のご両親に困っていることや不安なことを相談してみるのもひとつの方法です。ご自身のきょうだいや親しい友人に話してみるのもよいでしょう。「話してもどうにもならない」と自身で抱えこむのは危険。必ずしも解決しようとしなくていいのです。まず、つらい今の状況を誰かに話してみましょう。

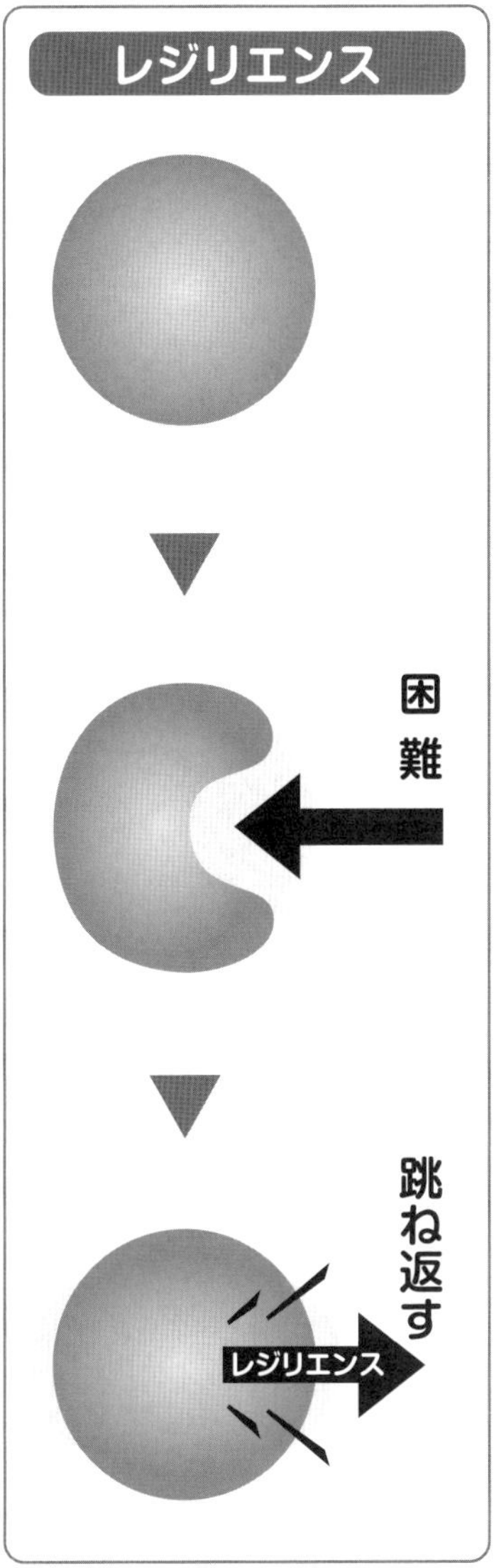

②ベッドサイドの看護師に話してみる

頼れる家族がいない、もしくは、友人や会社の同僚など周囲の人に話すことでどう思われるか気になってどうしても話せない、という人もいるでしょう。そんなときは、ぜひ患者さんのベッドサイドにいる看護師に声をかけてみてください。看護師は家族ケアのスペシャリストです。

③医療者とコミュニケーションをとる

私たち医療者と患者さんやご家族との間の病気に対する認識のズレは、よくあることです。たとえば、数週間以内の死が予想されているケースで点滴を続けるかどうかを考えると、医療者は、やみくもに点滴を続けると身体の浮腫みを促して床ずれが起きやすくなると知っていますので、ある程度のところで点滴を減らしたり中止したりすることもあります。ですが、それを見たご家族は「治療してくれなくなったのだろうか……」と不安になるのです。医療者にとって「当たり前」のことが、実は患者さんのご家族にとっては別の意味で捉えられてしまうことがあり、そうしたズレはできるだけ解消したいと私たちも思っています。何か疑問に思うことがあったら、躊躇せず、ぜひ医療者に聞いてください。

医師だけが医療者ではありません。看護師、リハビリ担当の理学療法士、栄養士、薬剤師など、集中治療室でも病棟でも、さまざまな職種の医療者が、それぞれの専門知識を生かしてチームで働いています。退院してからの自宅での介護に不安があるときは、理学療法士や作業療法士に、退院してからの食事に関する不安や献立を考えるコツなどは栄養士に聞いてみてください。ほかにもお金のことや、使える制度やサービスのことなどは、医療ソーシャルワーカーが強い味方になってくれます。

つらい気持ちをひとりで抱えるのではなく、誰かに話す、聞いてもらう。そして、できれば医療者にもその思いを投げかけてほしいのです。医師や看護師は身体の手当てだけが仕事とは思っていません。ぜひ、つらい気持ちや不安、一度は決断したけれど迷いが生まれたなど、何でも話してください。それこそがレジリエンスを高めることにも繋がります。

（医師　白﨑）

Column ドクターが見た最期の時間

くも膜下出血で倒れ、数日後には亡くなるとわかりながら見守っていくというのは、ご家族にとって想像以上につらい時間です。以前、そうした体験をされたご家族からお話を聞いたことがあります。

当初は現実が受け入れられず、外出先で倒れた夫に対面したときは、たくさんの管に繋がれた夫が「ヒト」ではなく「モノ」に見えて怖かったそうです。毎日、夫がいる集中治療室に通ったけれど、最初は部屋の前まで行っても中に入れず、ただ廊下の椅子に座っていただけだったといいます。

数日後、看護師さんから「何か不安なことはないですか？」と聞かれ、これまで感じてきたことをそのまま言葉にしていかれました。看護師さんは共感してくれて、「無理に受け入れようとしなくていいと思う」とアドバイスしてくれたそうです。それをきっかけに、促されて集中治療室に足を踏み入れたそうです。そこでは、意識のない夫に対して、看護師さんたちが常に「○○さん、お体拭きますね」「○○さん、痰を吸いますね」と話しかけながらケアしてくれていました。その様子は、夫と看護師さんが会話しているようにすら感じられて、温かい気持ちになれたそうです。

あるとき、看護師さんから「一緒にやってみませんか？」と誘われ、夫の洗髪をし、手足を拭き、吸痰もしてみました。このころから夫を「モノ」ではなく「ヒト」として見られるようになったと振り返られました。それからは集中治療室を訪ねて、夫のケアをするようになったそうです。同時に、仕事にも行けるようになり、徐々に自分の生活を取り戻すとともに、夫の急病がご自身の生活の一部になっていったと言います。3週間後、ご主人は亡くなられましたが、最期の時間を傍で過ごせたことで後悔は残らなかったそうです。

（医師　白﨑）

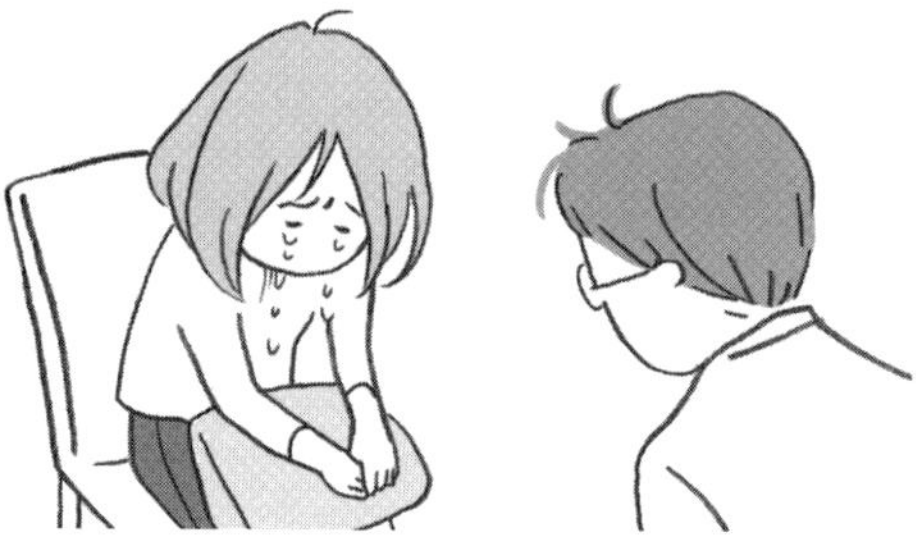

CASE 6

突然の余命宣告！見つかったときにはもう手遅れ。

〔症例〕脚立から落ちて動けなくなり救急搬送された75歳女性。検査したところ、腰椎圧迫骨折の診断となったが、同時に肺がんの骨転移が見つかった。肺がんが骨にまで転移していたことで骨が脆くなり、骨折したようだ。見つかったときにはすでに肺がんステージⅣで、余命３カ月。有効な治療法はなし。ここ数年、彼女が、認知症を患う81歳の夫を介護しながら田舎で夫婦ふたり、仲睦まじく生活を営んでいた。妻が入院することで、認知症の夫の今後はどうなるのか？　遠方に住む息子に襲いかかる現実は？

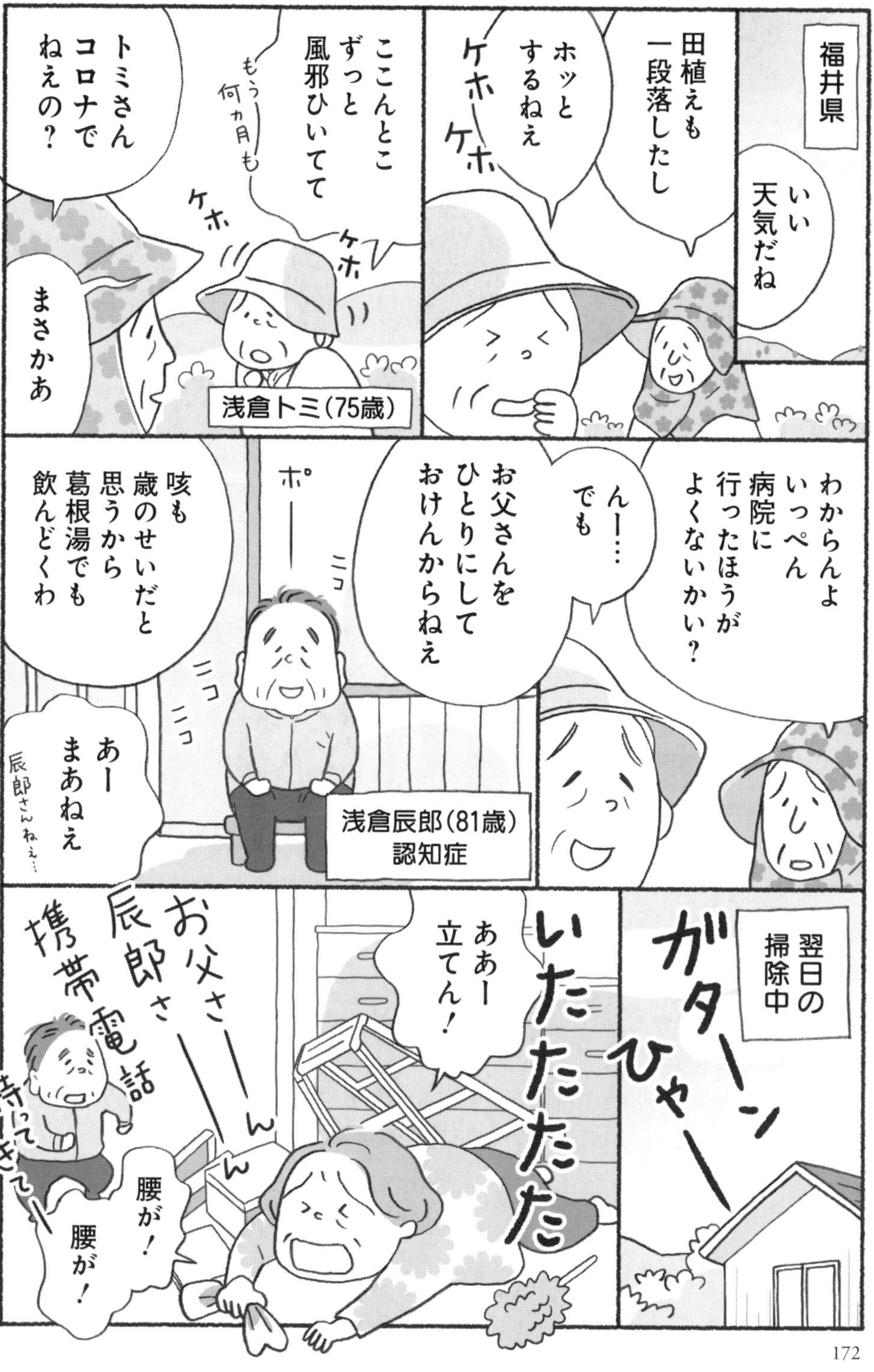
福井県
いい天気だね
田植えも一段落したし
ホッとするねえ
ケホケホ
ここんとこずっと風邪ひいてて
もう何カ月も
ケホケホ
浅倉トミ（75歳）
トミさんコロナでねえの？
まさかあ
わからんよいっぺん病院に行ったほうがよくないかい？
んー…でも
お父さんをひとりにしておけんからねえ
咳も歳のせいだと思うから葛根湯でも飲んどくわ
ポーー
ニコ
ニコ
ニコ
浅倉辰郎（81歳）
認知症
あーまあねえ
辰郎さんねえ…
翌日の掃除中
ガターン
ひゃーー
いたたたた
あぁー立てん！
お父さーーんん
辰郎さーーん
携帯電話持ってきてーー
腰が！
腰が！

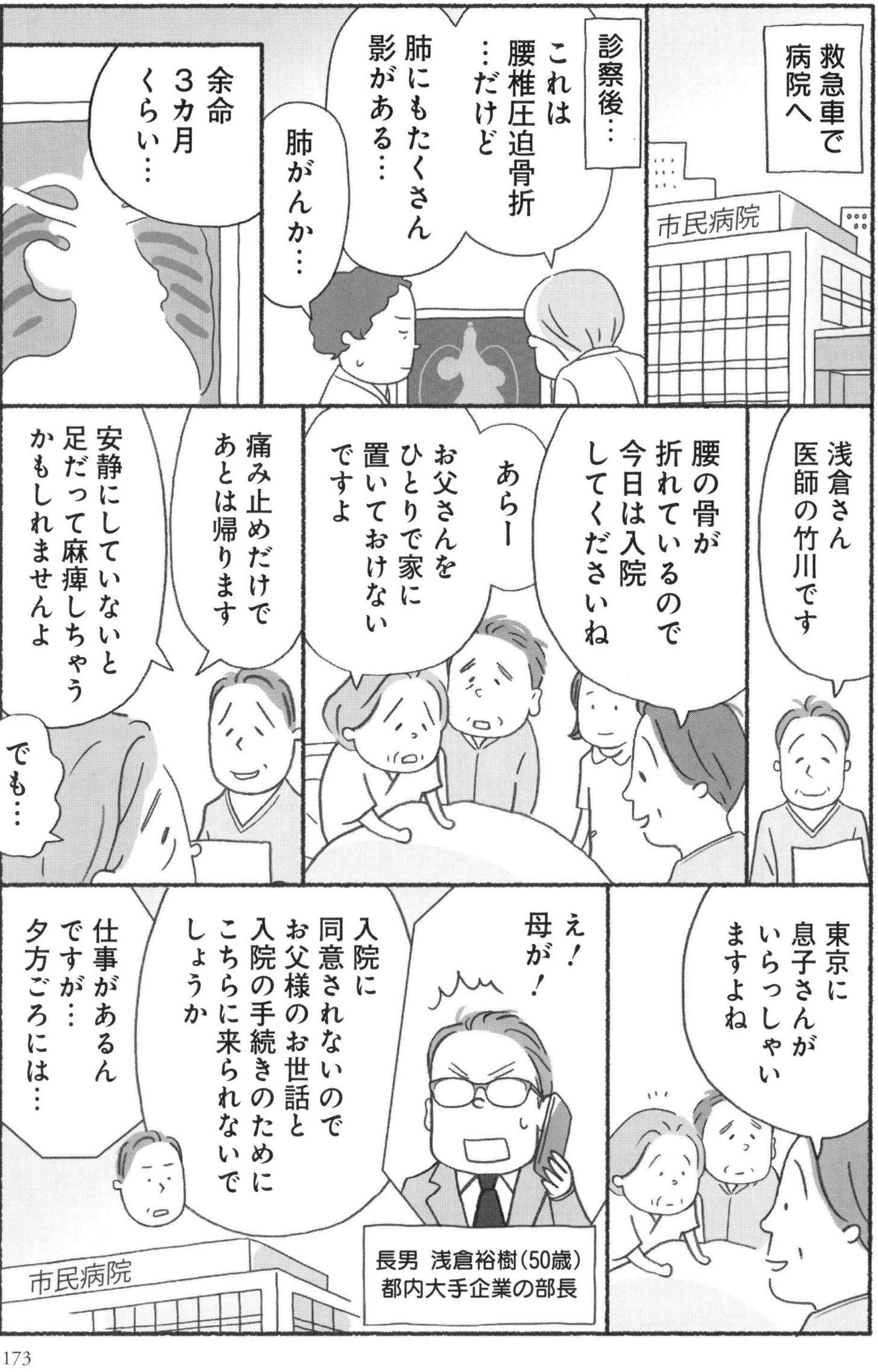
救急車で病院へ
市民病院
診察後…
これは腰椎圧迫骨折…だけど肺にもたくさん影がある…
肺がんか…
余命3カ月くらい…
浅倉さん医師の竹川です
腰の骨が折れているので今日は入院してくださいね
あらー
お父さんをひとりで家に置いておけないですよ
痛み止めだけであとは帰ります
安静にしていないと足だって麻痺しちゃうかもしれませんよ
でも…
東京に息子さんがいらっしゃいますよね
え！母が！
長男 浅倉裕樹（50歳）
都内大手企業の部長
入院に同意されないのでお父様のお世話と入院の手続きのためにこちらに来られないでしょうか
仕事があるんですが…夕方ごろには…
市民病院

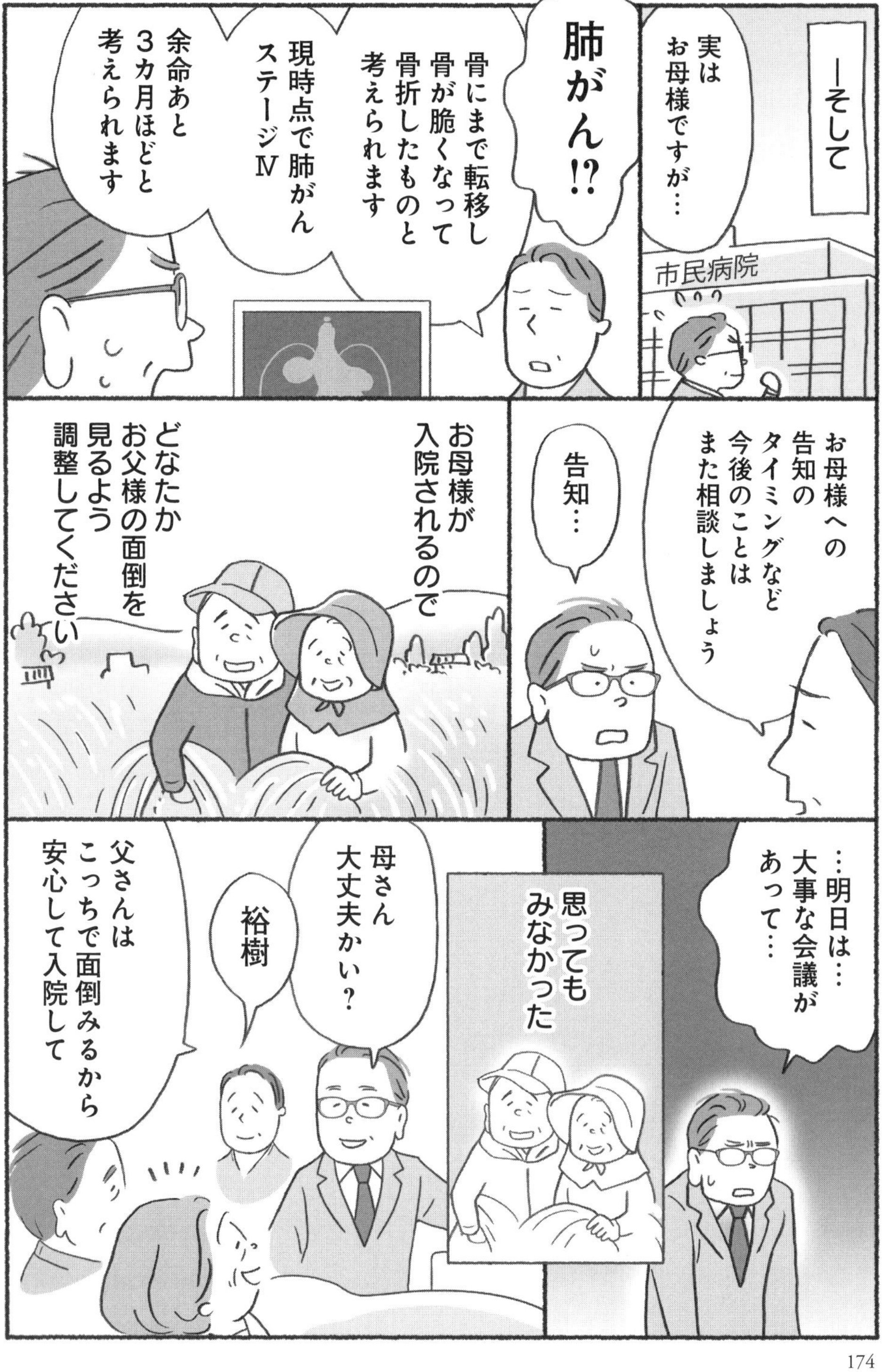
―そして
実はお母様ですが…
市民病院
肺がん!?
骨にまで転移し骨が脆くなって骨折したものと考えられます
現時点で肺がんステージⅣ
余命あと3カ月ほどと考えられます
お母様への告知のタイミングなど今後のことはまた相談しましょう
告知…
お母様が入院されるので
どなたかお父様の面倒を見るよう調整してください
…明日は…大事な会議があって…
思ってもみなかった
母さん大丈夫かい?
裕樹
父さんはこっちで面倒みるから安心して入院して

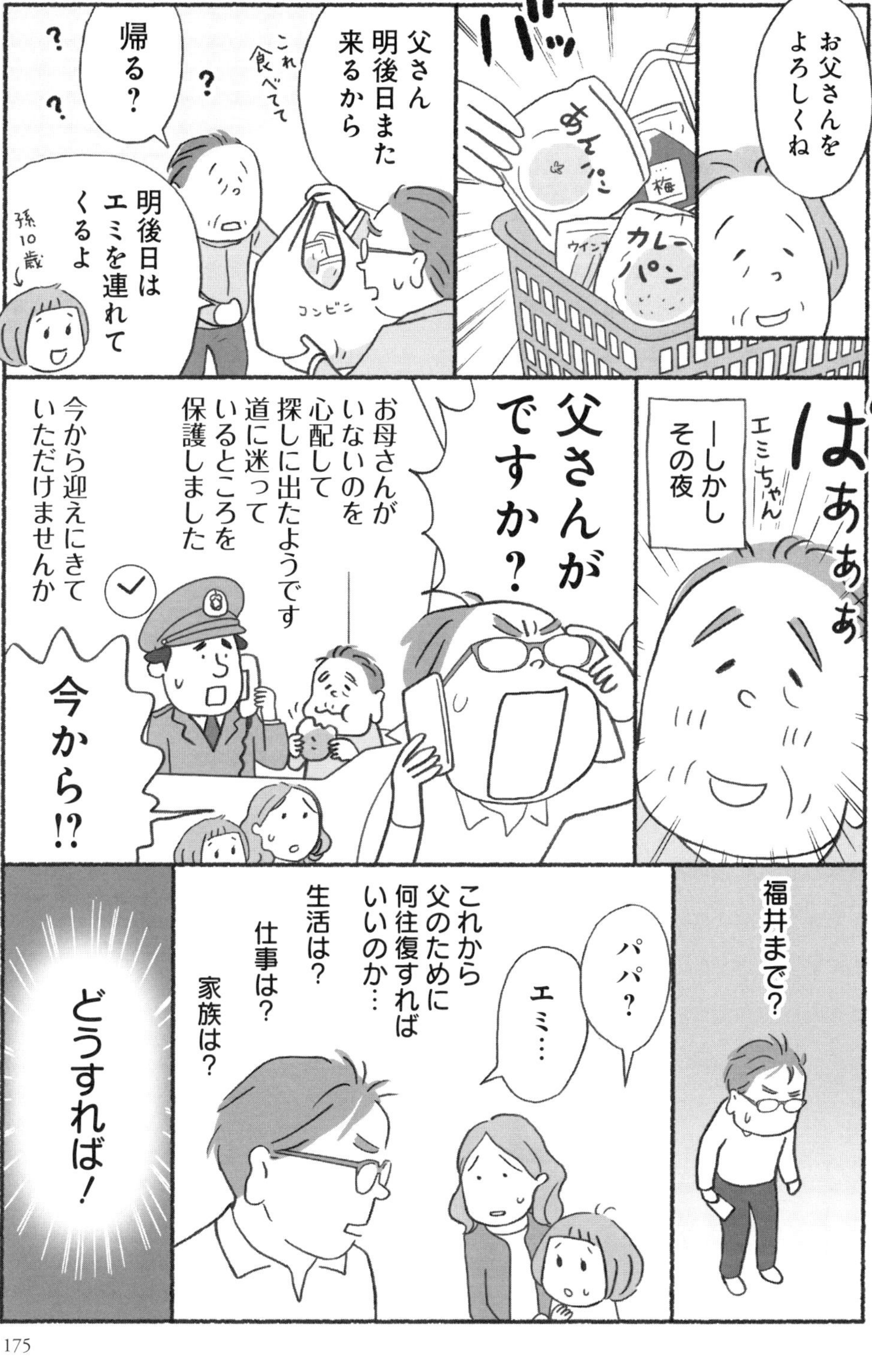
お父さんをよろしくね
バッ
あんパン
梅
カレーパン
父さん明後日また来るから
これ食べてて
コンビニ
帰る？
？
？
？
明後日はエミを連れてくるよ
孫10歳
ぱあああ
エミちゃん
―しかしその夜
父さんがですか？
お母さんがいないのを心配して探しに出たようです
道に迷っているところを保護しました
今から迎えにきていただけませんか
今から!?
福井まで？
パパ？
エミ…
これから父のために何往復すればいいのか…
生活は？
仕事は？
家族は？
どうすれば！

Q1

離れて暮らす家族（母親）が入院したことで、父親の世話をする人がいなくなりました。どうすればよいのでしょうか？

深刻な状況だと思います。

東京在住の息子さんがすべてを調整しなければならない場面ですが、彼も東京に仕事と家庭を持っていて、家族の生活の基盤である仕事を手離すわけにはいきません。さりとて両親を放り出すこともできない。八方塞がりに思えますが、できることを整理します。

ともかく、まずは介護保険を受けられるようにするため、両親の介護保険を申請しましょう。認定されるまでの約1カ月間、何とか仕事を調整して介護休業を取得するのはいかがでしょうか。

息子の裕樹さんは50歳。責任ある立場にある最も忙しい時期だと思いますが、ここは何とか会社に掛け合ってほしいと思います。介護休業は権利で93日間取得でき、分割も可能です。アドバイスするとしたら、まず1カ月間まとめて取って帰郷し、両親の今後の暮らしを整えるべく腰を据えてさまざまな手続きを行うのがベストだと思います。

このケースでは、自身が東京に戻った後、誰もいない実家に認知症の父親を長時間ひとりにさせないことが最重要課題です。その際、力になってくれるのがケアマネージャーで、どのような介護保険サービスを利用すると父にとっても息子さんにとってもよいのか、ケアプランを立ててもらいましょう。介護保険の宿泊サービスにはショートステイもあります。このような介護保険サービスで、要介護者が在宅での暮らしを継続できるよう支援してくれます。このサービスを主に活用して、認知症の父親をひとりにせず、誰かの目が届く環境に置くよう生活を組み立てましょう。

たとえばショートステイ先として小規模多機能型居宅介護があります。その利点は、1つの事業者と契約すると、デイサービス、訪問介護、ショートステイのサービスを組み合わせて利用できること。サービスごとに別の施設を利用していると、そのたびに対応スタッフが変わって、とくに認知症の方には不安と緊張感ばかりが増幅しますが、小規模多機能型居宅介護は地域に根差した施設なので、すべてのサービスを同じスタッフで担当でき、安心感に繋がると思います。

ただ、ここで忘れてはならないのが父親である辰郎さんの意向。それどころではないかもしれませんが、どうか耳を傾けてあげてください。家にいたいとか、逆にお母さん（妻）がいない家にひとりでいたくないとか、いろいろな思いがあると思います。まずは聞いてあげてほしいのです。そのうえで、「お母さんが退院するまではショートステイに行ってね」とお願いするなど、一方的でないコミュニケーションを大切にしてください。

（医療ソーシャルワーカー　牧・山口）

Q2

ケガで救急搬送された母親に末期がんが判明。本人に事実を伝えるべき？

救急搬送されたことがきっかけで偶然にも別の致命的な病気が見つかるケースは、救命救急センターにおいて実は少なくありません。

価値観は人それぞれ。どんな状況であっても、患者さん本人がご自身の病気について真実を知りたいと思っているか、がポイントになります。

ご自身が骨折して大変な状況にもかかわらず、「お父さんの世話があるから退院したい」というこのケースのトミさんは、責任感が強く家族思いの人だと想像します。自分自身に何が起きているのかを知らない状況を望むとは思えませんし、真実が覆い隠された状態で、患者さんご自身が果たして納得のいく時間を過ごせるだろうか……と思います。やはり、真実を知ったうえでこれからのことを考えたいのではないかと個人的には思います。ただ、告知するかどうかも含め、いつのタイミングで誰が伝えるかなどは、患者さん本人のことをよく知っている方たちと、よく相談をして慎重に決めたほうがよいかと思います。

このケースは問題が多岐にわたっています。かつ、すべてを調整することになる息子さんが東京在住で、気軽に福井に来られる距離ではないということから、認知症の父親の世話を誰が行うかも、患者本人と家族にとっては大きな問題です。そちらも大変なことなので、お母様はきっと自分のことより、お父様のことばかり気にしてしまうのでしょう。なので、告知するかしないかはもちろんですが、まずはお母様自身が自分の病状や治療について専念して考えられるよう、周りが働きかけるのも大切なことと思います。

腰椎圧迫骨折で救命救急センターに搬送されたものの、そこで末期がんが判明してしまったお母様。「お父さんの世話があるから家に帰りたい」と願う母親に、末期がん告知なんて残酷なことはできないと思う息子さんの気持ちはわかります。告知のタイミングは、何も病気が発覚したときにすぐでなくてもよいと思います。一旦骨折の治療に専念していただき、本人も家族も少し落ち着いたところで考えてみるでもよいかもしれません。悪い状況を伝えるときはとても気を遣うことでしょう。お母様だったらどうするだろう？　とお母様の性格や考え方を想像しながら、じっくり考えてよいと思います。

（看護師　佐野）

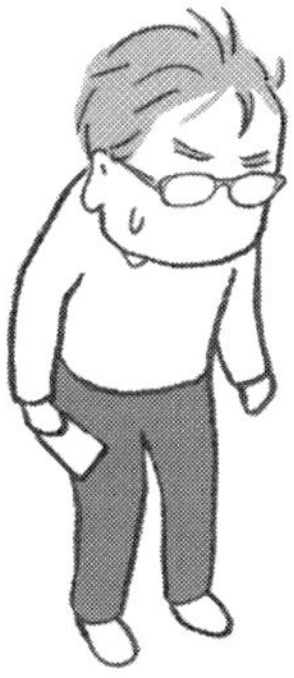

Column
ACP（人生会議）の勧め

救命救急センターにいると、命の瀬戸際で、どこまで治療を続けるかを巡って、答えの出ない問いと格闘している患者さんのご家族を、日々、目の当たりにします。大切な人の命に関わる選択をしなくてはならない、何が正解なのかわからない、家族の事情やお金の問題もある……そんな中で答えが出せず、苦しみ続けるご家族を何度も見てきました。

治療で命を繋いでも意識が戻ることはないとわかっている場合でも、本人の意思が確認できていないと、ご家族は自分の判断で命にとどめを刺すことになるような選択はできない、と悩むのです。たとえ一命を取り留めることはできても、このまま月単位、または年単位で呼吸器に繋がれて眠ったままの状態が続くとしたら、現実問題として金銭的な負担も大きく、今後のご家族の生活に影響を及ぼします。本人がそれを望むだろうか……と考えるわけですが、何しろご本人の意思を聞いていないので、決断できないのです。

そうしたご家族の葛藤に接するたびに思います。皆が元気なうちに、「もしも」の場合を話し合ってお互いの望みを共有できていれば、こんなふうに悩まずにすむのではないか、と。

死に関する話題は、日本ではなぜか「縁起でもない」と避けられる風潮が強く、家族間でもいまだタブー視されている感が否めません。欧米では、数十年前から「いかに死にたいか」を家族間で共有することは当然のこととされ、そうした話し合いをＡＣＰ（Advance Care Planning：人生会議）と呼び、年に1回の年中行事にしている家族も多いといいます。

「いかに死ぬか」は、「いかに生きるか」を考えることでもあります。元気な今、どうかご家族と、そして大切な人と、どこかのタイミングで「どう生きたいか」を話し合ってみてほしいと思います。

では、ＡＣＰをどう切り出したらよいかを考えていきましょう。なにも、心臓マッサージ、気管挿管、昇圧剤といった医療用語を話題にする必要はありません。また、「どんなふうに最期を迎えたいか」に焦点を当てなくてもいいのです。「どんなふうに生きているのが自分は楽しいと感じられるのか」を話していくのがいいと思います。

家族とはいえ、ひとりひとり価値観は違います。どんなふうに生きることに価値を見出しているのかを、お互いに探り合う話し合いがＡＣＰです。こういうことをしているときに自分は幸せだと感じる、あのときに誰々と見たあの景色が忘れられないなど、何でもいいのです。嬉しいこと、好きなこと、大切にしていることを出し合い、そこから少しずつ、嫌なこと、つらいことなども話題にしていけたらいいですね。

とはいえ、無理にネガティブな話題にする必要もありません。

どんなふうに生きたいと願っているかが具体的なエピソードとともに共有できていれば、「もしも」のときの判断は、そうした話を家族で思い返すことで、おのずとご本人の意思が反映されると思います。

一方で、ＡＣＰにはタイミングも大切です。年齢を重ねていく中で体力の衰えや物忘れを実感し始めた年代に差し掛かると、おのずとこれからの自分について考え始めます。そうしたタイミングで「私のことを知っておいてほしいし、みんなのことも知っておきたい」と切り出してみるといいのではないでしょうか。無理やりネガティブな話題にする必要はない半面、大事なことだから正面切って話しましょう、という姿勢も大切だと思います。

家族がいない、もしくは頼れない場合は、自分の意思が医療者に伝わる方法を考えてください。引き出しの中の日記に書いてあっても医師の目には届きません。以前、心停止で搬送されてき

Column

た方の鞄に、「心臓マッサージは望みません」と書かれたキーホルダーがついていたことがあります。一目瞭然の伝え方です。かかりつけ医に意思を伝えておくのもいいと思います。

（医師　白﨑／看護師　佐野・田中・中尾）

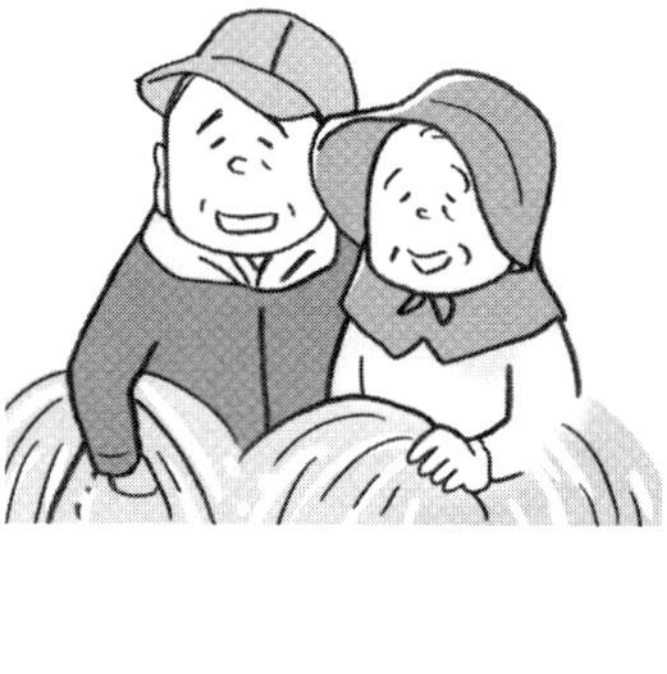

医療知識の
Q and A

Q1 心臓マッサージで人は生き返るの？

医療ドラマなどで、心臓が止まってしまった患者さんの胸に医師が両手を押し当てて、「頑張れ！　頑張れ！」と言いながら懸命に押す場面を目にしたことがあると思います。これが一般的に「心臓マッサージ」と呼ばれる処置です。心臓はドクンドクンと拍動することで全身に血液を送り出すポンプの役割をしていて、心臓が止まってしまうとこのポンプが動かなくなります。すると、全身の臓器、中でも脳に血液を送り出せなくなることが致命的なのです。

脳はとても繊細な臓器で、数分間血液の供給がないと脳細胞が少しずつ壊死《えし》します。一度ダメージを受けた脳細胞は残念ながら現代の医療技術をもってしても元に戻すことは難しく、たとえその後の処置で心臓が動き出しても、脳の大半がダメージを受けていては意識は戻りません。

だから、脳への血液供給を途絶えさせないために、一刻も早い心臓マッサージが重要になるのです。心臓そのものの治療ではありません。心臓マッサージで脳細胞に血液を送り続けて脳を守りながら、心臓が止まった原因（不整脈など）の検査、治療を行い、心臓が再び動き出すよう処置していきます。

（Q1～Q6まですべて　医師　白﨑）

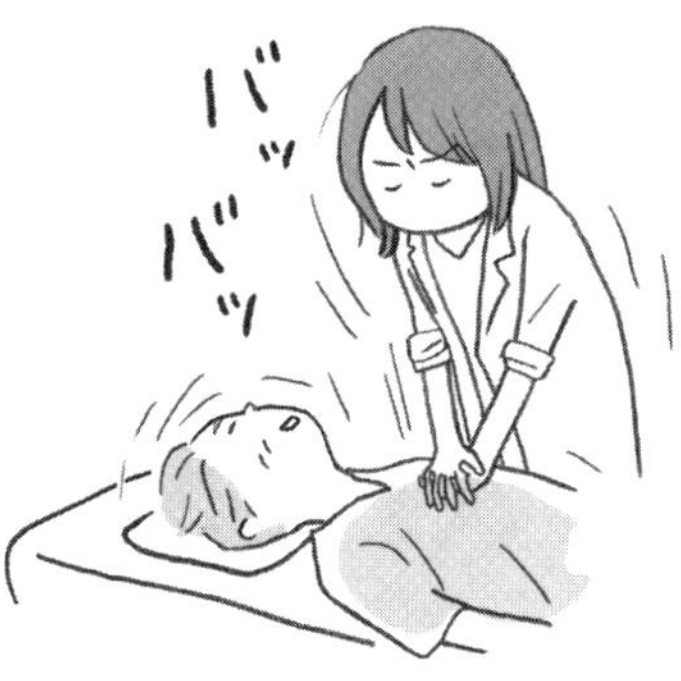

Q2

心臓マッサージはいつまで続けるのでしょうか？

これは非常に難しい質問です。子どもなのか、高齢者なのか、持病がある方なのか、心臓が止まってしまった原因は何なのかなど、患者さんの背景を考えながら、医師は個々に判断します。

一般的には、病院で行う高度な心肺蘇生法（医療者による心臓マッサージ、強心剤と呼ばれる心臓を動かそうとする薬の投与、人工呼吸）を行い、かつ心停止の原因を可能な範囲で取り除いたうえで20～30分間心臓が動き出さなければ、救命の可能性は極めて低いと判断することが多いです。それ以上の長時間心臓マッサージを行うことは、肋骨が複数折れたり、苦痛な時間を延ばすだけの治療になってしまうため、医師は心臓マッサージの中止という厳しい決断をすることになります。

Q3

心臓マッサージをして心臓が動き出しました。後遺症は残りますか？

心臓マッサージをしていても脳へのダメージは溜まっていきます。心臓が止まって再び動き出すまでの時間が長引くほど、後遺症が残る可能性は高くなり、最悪の場合は意識が戻らないこともあります。心臓が動き出すことと、意識が戻って元の生活に戻れることは別問題と考えねばなりません。何分以上経っていると目が覚めない、何分以内なら必ず意識が戻る、という明確な数字はありません。早めに心拍が再開したのに意識が戻らない人もいれば、心拍が再開するまで1時間以上経過していたのに意識が戻ったという人もいます。時間も重要ですが、しっかりした心臓マッサージが行われていたかも大切な要素。さらに本人の持病の種類、心臓が止まってしまった原因なども後遺症の有無や程度に関係します。

Q4

救急隊が到着するまでの時間、心臓マッサージはすべきですか？その方法を教えてください。

患者さんが息を吹き返し、元の生活に戻るためには、心臓が止まってから救急隊員が来るまでの数分間の救命処置が非常に重要です。目の前で人が倒れて呼吸が確認できない場合、まずは１１９番に電話して一刻も早く救急車を呼びましょう。そして、救急隊が到着するまでの間、傍らにいるあなたが心臓マッサージをすることで蘇生率が格段に上がります。

心臓の真上に胸骨と呼ばれる骨があり、その部分をしっかり押すことで、心臓のポンプ機能を外からの力である程度保つことができます。そのためには５～６㎝の深さまでしっかり押す必要があります。

簡単に心肺蘇生法の手順を説明します。

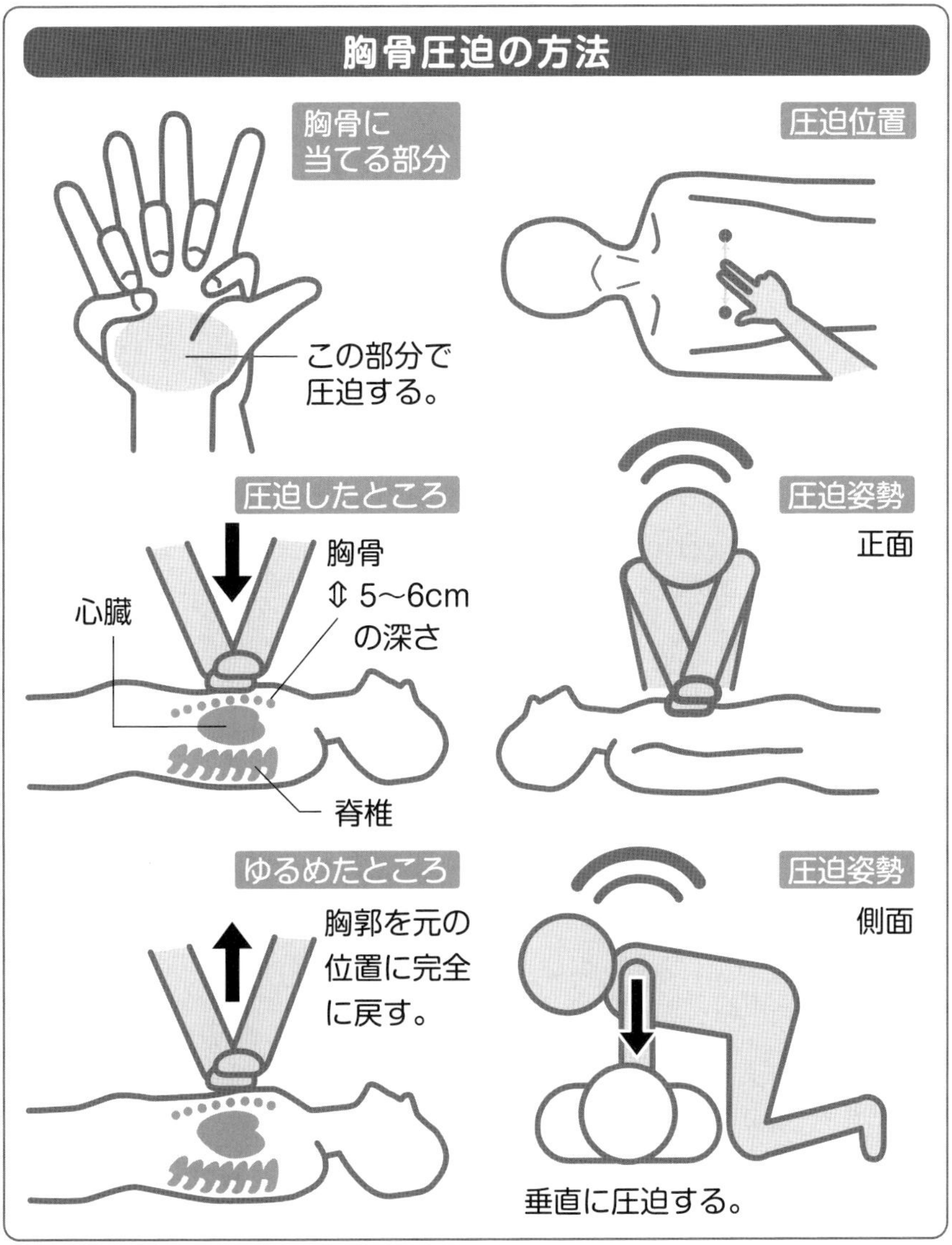
胸骨圧迫の方法
胸骨に
当てる部分
この部分で
圧迫する。
圧迫位置
圧迫したところ
胸骨
⇕ 5〜6cm
の深さ
心臓
脊椎
圧迫姿勢
正面
ゆるめたところ
胸郭を元の
位置に完全
に戻す。
圧迫姿勢
側面
垂直に圧迫する。

まず、乳頭を結んだ線の中央部分に両手を重ねて置きます。自分の肩から手首までが垂直になるように腕をまっすぐ伸ばし、そのまま腕を曲げずに自分の体重をかけて患者さんの胸を５～６cmへこむまで押します。テンポは１分間に１００～１２０回。これは「そうだ　うれしいんだ　生きる　よろこび……」でお馴染みのアンパンマンのマーチと同じテンポです。自信がなければ、スマートフォンのスピーカーをオンにして１１９番通報の指令員の指示の通りに胸骨圧迫をする方法もあります。

　事前にやり方を勉強しておきたいという方は、インターネットで「心肺蘇生法」と検索すると動画も出てきます。また、一般の方向けの「救命講習」を開いている自治体、消防署も多いので、広報誌やホームページなどで確認して受講してみるのもお勧めです。

Q5

電気ショックは何のためにするのですか？

ドラマなどで医師が機器を両手に持って患者さんの胸に押し当て、「バン！」と電気ショックをする場面を見たことのある方も多いでしょう。

電気ショックは、心臓が止まってしまう原因のひとつである不整脈の治療です。ですので、心臓が止まってしまった方全員に行える処置ではありません。心室細動などの不整脈が原因で心臓が止まっている人に対して、心臓マッサージをしながら電気ショックを行うことで、心臓が動き出す可能性が高まります。そして、この電気ショックは心臓が止まってから一分一秒でも早く行うほど助かる（蘇生し、後遺症が残らない）可能性が増すのです。そこで、救急車が到着するより前に、医療者でなくても電気ショックをできるよう開発されたのがＡＥＤです。訓練された救急隊や医療者が電気ショックに使う機器は「除細動器」といい、使用する人が自分自身で不整脈かどうかを判断しなければなりませんが、ＡＥＤは不整脈かどうかを機器が自動で解析してくれるので、医学知識がなくても使えます。

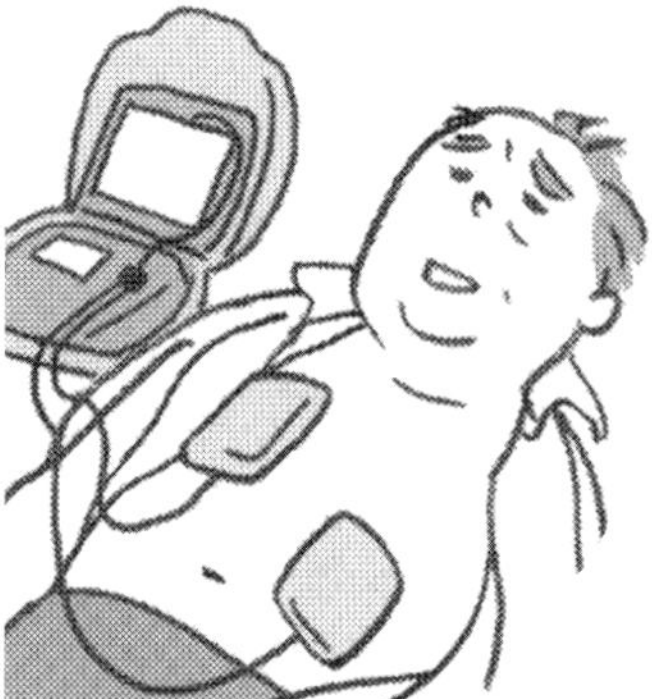

Q6

ＡＥＤはどこにありますか？ また、使い方を教えてください。

ＡＥＤは駅や学校などの公共施設、スポーツジム、テナントビルやマンションの共有スペースなどに多く設置されています。インターネット上や「日本全国ＡＥＤマップ」というアプリで、ＡＥＤの設置場所を確認することもできるので、自宅や職場の最寄りのＡＥＤの位置を確認しておくとよいでしょう。

もし目の前で人が倒れて自分以外の人がいるのであれば、その人にＡＥＤを探して持ってきてもらってください。設置場所はビルの管理人さんや駅員さんに尋ねましょう。

ＡＥＤの蓋を開けると、初めて操作する人でも使えるよう、自動で音声メッセージが流れます。音声に従って操作をしてください。

一般的な操作の手順を説明します。
①ＡＥＤの蓋を開けると自動で電源が入るものもありますが、入らなければ電源ボタンを押してください。
②付属のパッドを、図のように右の鎖骨の下と左脇腹の位置に貼ってください。素肌に貼れていれば下着を外す必要はありません。

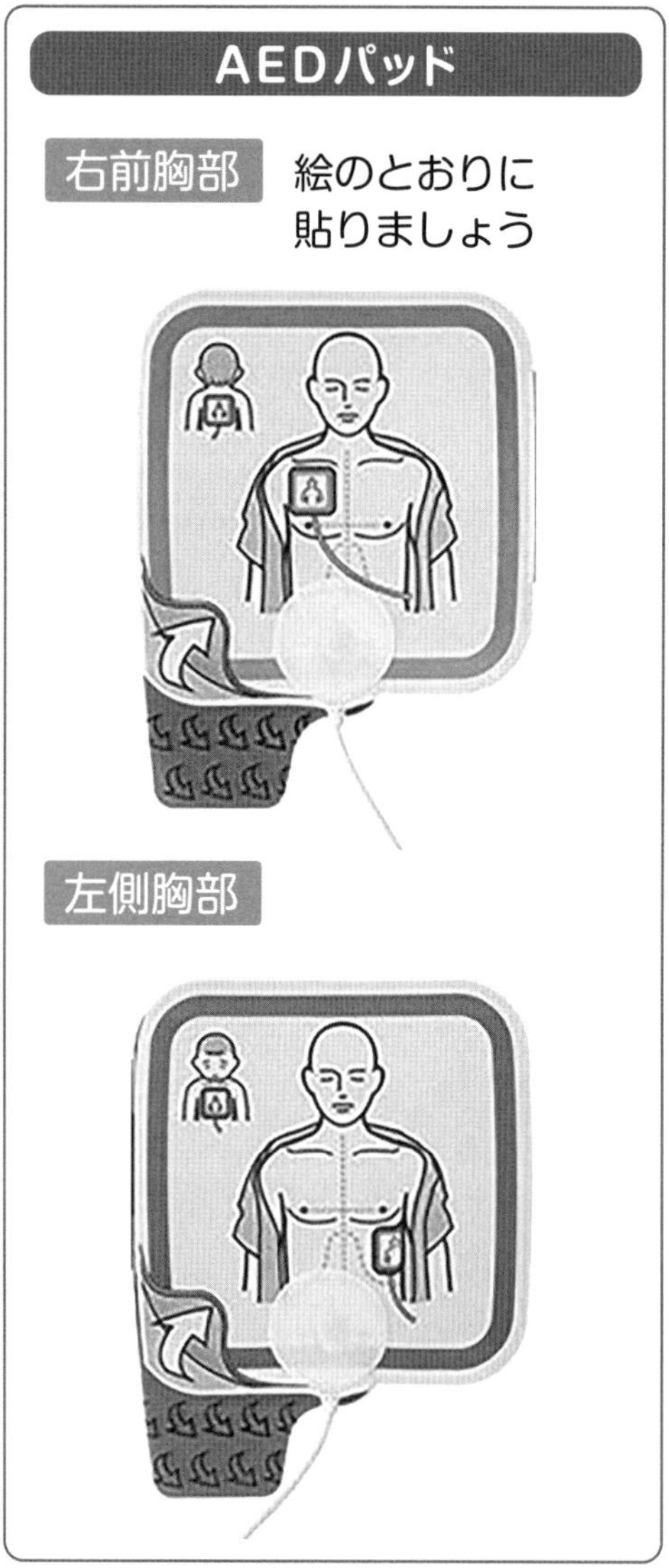

③パッドを貼ったら患者さんから離れましょう。ＡＥＤが自動で心電図を解析します。このときに患者さんの心臓マッサージをしていると正確に解析できませんので、心臓マッサージはいったん中断して、患者さんから手を離してください。

④ＡＥＤが不整脈を感知すると、自動で充電が始まります。充電が完了するとショックボタンが点滅しますので、患者さんから皆が離れていることを確認し、ショックボタンを押してください。

⑤ショックが完了したら、すぐに心臓マッサージを再開してください。２分経過したらまたＡＥＤが自動で解析します。ＡＥＤから「心電図を解析中です。患者に触れないでください」と音声メッセージが流れたら、心臓マッサージを中止して離れてください。

　不整脈が原因の場合、一刻も早く電気ショックを行うことで助けられる可能性がグンと上がります。

おわりに

まず、本書に興味を持っていただきまして心から御礼申し上げます。

私たちは普段、〝突然の出来事〟に対して、どのような準備をしているでしょうか。

火災に備えて火災保険に入ったり、携帯電話の故障に備えて補償をつけたりしますが、突然襲ってくるかもしれない命に関わる病についてはいかがでしょうか？

私たちの大切な人がある日突然、命に関わる病気になって、私たちに連絡があったとしたら……。

おわりに

私自身は医師として救命救急の仕事を担うようになって23年目です。その私からみても本書で触れている内容には新たな発見があり、特に傷病手当金制度や療養型病院での具体的な負担額、さらに後見人制度などについては、改めて学び直したというのが正直なところです。医療従事者であっても実はこの程度の知識ですので、読者の皆様にとっては全く初めての内容かもしれません。知らないことは恥ずかしいのではなく、本書を読むことで大きなアドバンテージを得た、と考えていただけたらと思います。

よく○○ができる病院ベスト１００、とか△△人気病院ランキング、などがメディアに取り上げられていると思います。ただ、これらは医師の治療に特化した病院ランキングですね。こうした有名病院だけではなく、私たち自身や私たちの大切な人が突然の病気になってしまった場合に、治療はもちろん、本書に書かれているような治療以外のさまざまな不安に寄り添ってくれる、解決してくれる病院も、患者の立場からは重要ではないでしょうか。

本書では、心停止時の「救命処置をすべて希望します」の意味をわかりやすく説明しています。当たり前ですが、心肺蘇生法は「時間を戻す装置」ではありません。仮にすべてが奇跡的に上手くいったとしても、元の状態に戻れるわけではないのです。寝たきり、意識が戻らない状態を覚悟しなくてはならないケースも多々あります。そうした状況において、「救命処置をすべて希望します」の意味することを改めて考え直す必要があります。

もし、何はともあれ、とりあえず「すべて」と言ったほうがいいのではないか……という発想がどこかにあるのだとしたら、それは誰もＨａｐｐｙにしない可能性があります。まず、患者さん本人の意思はどこにあるのか、どう生きたいと願っているのかがもっとも尊重されるべきでしょう。さらに、生命だけでも助かったとして、その後長期間にわたり発生する治療費、療養費といった費用の問題も避けて通ることはできません。何事もない平穏な今こそ、願わくは家族と一緒に、もしものときにどうしたいかをしっかり考えて、お互いの意思を共有していただきたいと思います。

患者本人の意思を聞いていない場合、それまでの本人の何気ない一言や、さまざまな局面での決断のしかたなどから推定意思を導き出すことを本書は促しています。

実はこれは、昔は意外と簡単だったかもしれません。お茶の間で、家族そろってテレビを見る習慣がありました。ニュースやドキュメント番組を見ながら、意識が戻らない状態が続いたらどうしたらよいのかとか、寝たきりになったらどうしたいか、といった話題も語り合う機会があったと思うのです。今、それぞれがスマホやタブレットで別の動画を見たり、ゲームに熱中している状況では、家族間の〝何気ない〟会話自体が減っています。つまり、大事な会話に繋がるきっかけがないのです。

本書がそうした家族の会話のきっかけになり、究極的には「命の瀬戸際で大切なこと」をみんなで理解できる社会が実現できることを願います。

一二三亭（聖路加国際病院救急科医長）

亀谷航平 （かめがい こうへい）

1991年、愛知県生まれ。感染症内科医・在宅医。東京大学医学部医学科卒。ラ・サール高校在学中に出場したNTV系のクイズ番組「全国高等学校クイズ選手権」で準優勝。東大医学部入学後も、2011年「最強の頭脳 日本一決定戦！ 頭脳王」で優勝、続く13年にも同番組で連覇。

16年、全国有数の厳しい研修先ともいわれる沖縄県立中部病院において、医師人生の第一歩を踏み出す。4年目の20年には最優秀研修医に贈られるBest resident awardを受賞。

また研修中に国際NGO［Taiwan Root］に参加し、HIV感染率がもっとも高い国であるエスワティニ王国での診療も行った。

20年、年間100万人以上の観光客を受け入れる石垣島および周辺離島における唯一の感染症担当者に就任。当時治療法のなかった新型コロナウイルス感染症の第1波より、臨床、重症患者の離島間搬送、感染管理、行政・住民対応などを一手に引き受ける。

21年より国立国際医療研究センター国際感染症センターフェローとして、国内外の感染症患者の診療、また、「ひなた在宅クリニック山王」にて在宅医療に関わりながら、アカデミックな活動も精力的に行っている。「患者と医療者の医療格差をなくす」ことをライフワークとする。

趣味は、ルアー釣り、ダイビング（PADIダイブマスター）、旅行（世界49カ国訪問）。世界遺産検定マイスター。

白﨑加純 （しらさき かすみ）

1992年、福井県生まれ。救急科専門医・集中治療専門医。金沢大学医薬保健学域医学類卒。農家の娘として育つも、学生時代に祖父母が病死したことがきっかけで医学の道を志すようになる。

金沢大進学後は、トップクラスの成績を収め、授業料免除、返済免除の奨学金を得て勉学に励む。大学5～6年の夏休みを利用して、ニューヨークおよびボストンへ短期留学を経験。グローバルな視座で広く医療を見つめ直すきっかけを得たのち、「ひとりでも多くの命を救いたい。多くの人々を幸せにしたい」との思いを強くし、救急医への道を選択する。

2017年金沢大卒業後は、沖縄県立中部病院で初期臨床研修医として1年目から1,500人もの救急症例を経験する。

19年からは聖路加国際病院救命救急センターで勤務、日々臨床の現場で研鑽を積んでいる。COVID-19パンデミックでは、国内2例目の患者を皮切りに積極的に患者を受け入れ、200人もの患者を担当、救命した経験から「救命後の患者および患者家族のケアが現在の医療に不足していること」を痛感する。以来、「集中治療室を退出したあとの患者と患者家族の長期予後」をテーマに臨床研究も行っている。

22年、日本救急医学会より同研究テーマで丸茂賞を受賞。若手の救急集中治療医として注目を集めている。

執筆協力
聖路加国際病院救急科医長　一二三亨（医師）
同救命救急センター CCM・橋内伸介（看護師長）
同救命救急センター ER・佐野成美（看護師）
同看護部・田中しのぶ（看護師）
同救命救急センター HCU・中尾勇祐（副看護師長）
同リハビリテーション科・加藤渉（理学療法士）
同栄養科・松元紀子（管理栄養士）
同医療社会事業科・山口絵美（医療ソーシャルワーカー）
同医療社会事業科・牧祥子（医療ソーシャルワーカー）

上田惣子　(うえだ そうこ)

イラストレーター歴30年。数々の実用書や女性誌などで描いてきたクスっと笑えるコミックエッセイには定評がある。著書に『マンガ　自営業の老後』(文響社)『うちのネコ「やらかし図鑑」』(小学館)、イラストを担当した書籍に『すごい植物最強図鑑』(中央公論新社)『マンガでわかる介護入門』(大和書房)『マンガでわかるリアル「脳卒中」患者と家族を支えるヒント』(主婦と生活社)『1日1分お風呂でできる！禊のチカラ』(フォレスト出版) など多数。

ブックデザイン／本文レイアウト／図版　今井秀之

イラスト／本文漫画　上田惣子

校正／鷗来堂

編集協力／菊池亜希子

漫画製版／昭和ブライト

各ケースは特定の人物の事例ではありません。

本文中の図版は、著者からの情報提供をもとに
編集部で作成しました。

JASRAC 出 2400422-401

本書は取材をもとにした書き下ろしです。

命《いのち》の教《きょう》科《か》書《しょ》

東大《とうだい》クイズ王《おう》医《い》師《し》×
聖《せい》路《る》加《か》救《きゅう》急《きゅう》医《い》療《りょう》チームが伝《つた》える！
『もしも』のときの基《き》礎《そ》知《ち》識《しき》

2024年3月10日　第1刷発行

著　者　亀谷航平《かめがいこうへい》　白﨑加純《しらさきかすみ》

発行者　樋口尚也

発行所　株式会社集英社
〒101-8050　東京都千代田区一ツ橋2-5-10
電話　編集部 03-3230-6143
読者係 03-3230-6080
販売部 03-3230-6393（書店専用）

印刷所　大日本印刷株式会社

製本所　加藤製本株式会社

ISBN978-4-08-788102-8 C0047